高职高专课改创新教材

护理技术操作解剖学

主　编　陈　尚

副主编　刘晓梅　施曼娟

编　委　（以姓氏笔画为序）

刘晓梅　苏州卫生职业技术学院

李玉芳　黑龙江护理高等专科学校

李东印　苏州卫生职业技术学院

何叶成　苏州卫生职业技术学院

陈　尚　苏州卫生职业技术学院

陈建珍　苏州卫生职业技术学院

赵丽华　苏州卫生职业技术学院

胡小和　长沙卫生职业学院

施曼娟　上海医药高等专科学校

焦海山　苏州卫生职业技术学院

U0290888

西安交通大学出版社
XI'AN JIAOTONG UNIVERSITY PRESS

内容提要

护理技术操作解剖学是研究各项护理技术操作过程中所需人体结构知识的一门学科。《护理技术操作解剖学》内容主要包括生命体征测量的应用解剖、药疗技术的应用解剖、患者的清洁护理的应用解剖、临床常用插管术的应用解剖、急危重病护理技术的应用解剖、常用穿刺技术的应用解剖、五官科护理技术的应用解剖等。本教材内容贴近专业,贴近临床,能提高护生的安全护理能力,促进高素质、实用型护理人才的培养,也能为临床护士的护理技术操作提供指导。

图书在版编目(CIP)数据

护理技术操作解剖学/陈尚主编. —西安:西安交通大学出版社,2013.12

ISBN 978 - 7 - 5605 - 5794 - 6

Ⅰ.①护… Ⅱ.①陈… Ⅲ.①护理-技术操作规程②人体解剖学-基本知识 Ⅳ.①R472 - 65②R322

中国版本图书馆 CIP 数据核字(2013)第 260605 号

书　　名	护理技术操作解剖学
主　　编	陈　尚
责任编辑	宋伟丽
出版发行	西安交通大学出版社
	(西安市兴庆南路 10 号　邮政编码 710049)
网　　址	http://www.xjtupress.com
电　　话	(029)82668357　82667874(发行中心)
	(029)82668315　82669096(总编办)
传　　真	(029)82668280
印　　刷	陕西奇彩印务有限责任公司
开　　本	787mm×1092mm　1/16　印张　10　字数　233 千字
版次印次	2014 年 1 月第 1 版　2014 年 1 月第 1 次印刷
书　　号	ISBN 978 - 7 - 5605 - 5794 - 6/R·380
定　　价	24.00 元

读者购书、书店添货、如发现印装质量问题,请与本社发行中心联系、调换。

订购热线:(029)82665248　(029)82665249

投稿热线:(029)82668803　(029)82668804

读者信箱:med_xjup@163.com

版权所有　侵权必究

前　言

护理技术操作解剖学是介于解剖学与护理技术操作之间的交叉学科,也是一门全新的课程。与《系统解剖学》和《局部解剖学》相比,《护理技术操作解剖学》教材编写注重丁解剖学基础知识在护理技术操作中的实际应用,更注重于各项护理技术操作中相关的人体结构定位方法,反映护理专业的新知识、新技术、新成果。

《护理技术操作解剖学》教材内容包括生命体征测量的应用解剖、药疗技术的应用解剖、患者的清洁护理的应用解剖、临床常用插管术的应用解剖、急危重病护理技术的应用解剖、常用穿刺技术的应用解剖、五官科护理技术的应用解剖等。

护理技术操作解剖学不是简单的 1+1 的组合,而是将临床护理技术操作与相关的解剖结构有机联系与整合。《护理技术操作解剖学》每一章中有学习目标、案例引导、正文、知识链接、护理技术操作的图片、相关的解剖结构图和目标检测等,图文并茂。知识链接的部分,是对近3 年临床护理技术操作的一些新知识、新技术、新成果的提炼,必将对护生和临床护理工作者的护理技术操作有很大的帮助和启发作用。

本教材可供护理专业的本科、高职和中专在校学生使用,也可供临床实习护士使用,以提高护生的安全护理能力,促进高素质、实用型护理人才的培养;该教材也可为临床护士的护理技术操作提供指导。

《护理技术操作解剖学》教材是“基于护理技术操作的解剖学项目化教学的实践与研究”教改课题的成果之一。护理专业课张春梅、纪忠红、许苏飞、濮丽萍、杨艺、姚娟等老师对本教材的编写给予了热心指导,吴丽荣副院长、蔡小红教授、孙小娅教授、马如娅教授、闻彩芬教授、林乃祥教授也对本教材的编写提出了宝贵的意见和建议,在此一并表示衷心的感谢!

将护理技术操作与相关的解剖学知识紧密结合是一种新的尝试,难免有疏漏之处,恳请各位专家、读者提出宝贵意见与建议,以便修正,使之日臻完善。

陈　尚
2013 年 8 月

目　录

上篇　基础理论

下篇　实验指导

上 篇

基础理论

第一章　绪　论

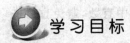

学习目标

【了解】护理技术操作解剖学的定义及其在护理医学中的地位；学习护理技术操作解剖学的基本观点和方法。

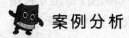

案例分析

1992年以来，我院共收治61例臀部肌内药物注射性坐骨神经损伤患者，其中男33例，女28例，年龄在8月～14岁，平均年龄5.4岁。您认为发生医源性坐骨神经损伤的原因是什么？如何避免类似的医疗事故发生？

一、护理技术操作解剖学的定义及其在护理医学中的地位

护理技术操作解剖学是研究各项护理技术操作过程中所需人体结构知识的一门学科，是介于解剖学与护理技术操作之间的边缘交叉学科，也是一门全新的课程。与系统解剖学和局部解剖学相比，本课程注重于解剖学基础知识在护理技术操作中的实际应用，更注重于各项护理技术操作中相关的人体结构定位方法。

护理技术操作解剖学的研究内容包括：基础护理技术的应用解剖和专科护理技术的应用解剖。前者包括生命体征测量的应用解剖、药疗技术的应用解剖、患者的清洁护理的应用解剖、临床常用插管术的应用解剖；后者包括急危重病护理技术的应用解剖、常用穿刺技术的应用解剖、五官科护理技术的应用解剖等。

通过解剖学知识与各项护理技术操作的有机结合，能迅速有效地提高各项护理操作技能，使临床各项护理技术操作更科学、更精准、更规范，从而有效地避免由于缺乏解剖知识，使各项护理操作技术不到位，影响治疗和护理效果，更严重地可能造成对患者的额外伤害或加重病情。解剖学知识在临床护理工作中无处不在，无处不用。

因此，护理技术操作解剖学课程的内容贴近专业，贴近临床，贴近生活卫生常识，具有很强的实用性，是临床护理技术操作中不可或缺的一门医学基础课程。通过该课程的学习和训练，为临床护理技术操作打下坚实的基础，培养具有高超护理技术水平的实用型护理人才。

二、学习护理技术操作解剖学的基本观点与方法

护理技术操作解剖学的学习，要根据不同内容，采用灵活的学习方法，如以问题为中心的学习法、案例分析法、活体触摸法、标本模型观察法、画图法、归纳法等。每一章都有围绕内容提出的问题和临床案例，学生在学习过程中，围绕问题和案例，根据已有的解剖学知识来思考；

要通过观察活体、标本、模型和挂图,触摸定位护理技术操作的相关结构,提高自己的操作部位、方向、深度、角度等相关的表面解剖知识和技能;本课程的护理技术操作离不开人体的结构,通过画图,能强化自己的理论水平,提高护理技术操作能力;每一章学习之后,要善于归纳各项护理技术操作的方法和理论基础,通过画图或文字总结,强化自己该课程的学习。

在上课前,要根据老师布置的任务,认真观看网络资源中的注射技术、插管技术和穿刺技术等临床护理技术操作的多媒体演示课件。要从护理技术操作中应用到的解剖学知识方面思考问题,领会各项护理技术操作的原理、要领和注意事项,操作时做到心中有数,避免盲目进行,保证护理技术操作的准确性、安全性和可靠性。

学习护理技术操作解剖学的目的重在实际应用。在学习中要注意理论联系实际,通过观察尸体、大体标本、模型,并在活体上触摸定位,反复对照、比较,综合分析,举一反三。在获得教材知识的同时,还应涉猎基础护理技术和专科护理技术的参考书,拓宽知识面;要充分利用学校解剖实验室的便利条件,积极参与某项护理技术的解剖学方面的研究性学习,活跃思路,为临床护理打下坚实的基础;要努力社会实践,达到学以致用。

护理技术操作解剖学研究的是护理技术操作中用到的人体结构,而自己就是最好的教科书和活图谱,把书本上的理论知识与自己的身体结合起来学习,效果就会事半功倍。例如:在臀大肌注射十字法定位时,以臀裂顶点向左或右侧划一水平线,再从髂嵴最高点作一垂直平分线,将臀部分为 4 个象限,其外上象限并避开内下角(从髂后上棘至股骨大转子连线),即为注射区。学生可以在自己或同学身上触摸髂嵴、髂前上棘、髂后上棘、臀裂顶点、股骨大转子、坐骨结节等结构(图 1-1),并画出三条线,确定注射区,讨论该区的解剖结构,研讨肌内注射的并发症。

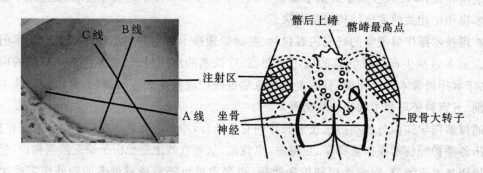

A 线,臀裂最高点的连线;B 线,髂嵴最高点的垂直线;C 线,髂后上嵴与股骨大转子的连线

图 1-1 臀大肌注射定位

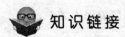 知识链接

加强人体结构体表定位训练,提高护理安全能力

随着社会的发展,患者及家属的法律和自我保护意识不断加强,对医院护理的要求也逐渐提高。护理技术操作中,由于护士对患者操作部位人体结构不熟悉,增加了护理操作的不安全性,同时增加了医疗纠纷的发生率。临床护理调研显示,有 81.2% 的护士认为低年资护士或

实习护士在与解剖学知识密切相关的护理技术操作中不成功的原因是与解剖学知识缺乏有关,而抢救技术操作100%与解剖学有关。因此加强护士在护理技术操作中人体结构的体表定位的知识学习和能力训练,能减少人体损伤及并发症,有利于保证护理安全,提高护理质量。

目标检测

1. 何谓护理技术操作解剖学? 其在护理医学中的地位如何?
2. 简述学习护理技术操作解剖学的主要方法。

(陈 尚)

第二章　生命体征测量的应用解剖

学习目标

【掌握】体温测量部位及其解剖特点；脉搏测量部位和浅表靠近骨骼的大动脉的体表特点。

【熟悉】体温测量相关的解剖结构；各种患者脉搏测量中应注意的解剖结构；血压测量的部位；血压测量应注意的解剖结构。

【了解】呼吸测量的部位及其解剖特点。

案例分析

患者，女，52岁，因恶心、呕吐、腹痛、腹泻、发热等症状入院。体格检查：体温39.5℃，脉搏105次/分，呼吸25次/分，血压165/96mmHg，意识清楚。请问：①患者的生命体征是否正常？②给该患者测量体温、脉搏、呼吸和血压时，测量的部位位于何处？应该注意哪些结构？

体温、脉搏、呼吸和血压是机体内在活动的客观反映，是判断机体健康状态的基本依据和指标，临床称之为生命体征。当机体出现异常时，体温、脉搏、呼吸、血压等生命体征均可发生不同程度的变化。因此正确观察和测量体温、脉搏、呼吸和血压，对评估健康状况及疾病变化具有极其重要的意义。

第一节　体温测量的应用解剖

体温（body temperature）一般是指机体内部即胸腔、腹腔和中枢神经系统的温度，也称为体核温度（core temperature）。体核温度较高且较稳定。皮肤温度称为体壳温度（shell temperature），可随环境温度和衣着薄厚等而有所变化，它低于体核温度。由于身体内部不易测试，临床上通常用腋窝、口腔、直肠温度来代表体核温度即体温。其中直肠温度最接近于人体深部温度，其次是口腔温度、腋下温度。

一、腋窝在体温测量中的应用解剖

腋窝位于肩关节下方，上臂和胸上部之间。当上肢外展时，上肢与胸上部交汇处形成的向上呈窟窿状的凹陷即为腋窝。腋窝内含丰富的皮下脂肪、血管、神经、淋巴结，正是因为有丰富的血管，该部位温度比较接近体核温度。腋窝皮肤多皱褶，长有腋毛，有的有大汗腺存在（腋臭）。如腋下有汗液，则以毛巾轻轻擦干，以免汗液散热；但不可用力擦拭，以免摩擦生热；也不可用冷或热毛巾擦拭，以免影响测温结果。腋窝温度受外部因素影响较大，其准确性较其他部位低，一般需要 10 分钟以上才能达到温度稳定。在日常工作中，腋下温度因简单、安全、不易交叉感染，是临床首选的体温测量部位。

腋下体温测量条件是双侧上肢及腋窝无损伤，体重在正常范围内（过胖或过瘦都会影响腋窝温度测量的准确性）。腋下温度测量时，协助患者取舒适卧位并暴露腋窝。将体温计置于患者腋卜，紧贴皮肤，嘱咐患者屈臂过胸，夹紧体温计，使腋窝间隙封闭严密。侧卧位时，腋窝密闭腔隙更严密，测得值更准确可靠。

对于昏迷或小儿等不能合作者，应协助其夹紧上臂及腋窝，防止体温计滑落，同时避免所测体温低于实际体温。

腹股沟区与腋下有相同的解剖生理特点，有股动脉、股静脉等大血管位于浅表处，血流量大，该处测量体温接近体核的温度；患者侧卧后，下肢活动较少，体温计易固定，滑落和移位明显减少。故对于老年患者、意识障碍、配合性差、消瘦等原因导致的腋温测量困难，可采取腹股沟区测量体温法。

二、口腔在体温测量中的应用解剖

口腔前壁为唇，后界为咽峡，两侧为颊，上、下两壁分别是腭和口腔底。牙列、牙龈及牙槽骨形成的牙弓和牙槽弓将口腔分为两部：前外侧称口腔前庭，后、内侧部为固有口腔，舌体占据其中。

舌下面黏膜在中线上形成舌系带，它向前下方连续于口腔底前部黏膜，舌系带两侧有两条近似纵行而微隆起的黏膜皱襞，向前内方向集向舌尖称伞襞，黏膜薄而透明，可见其深面的舌深静脉。在口腔底部舌系带两侧各有一个小突起称舌下阜，下颌下腺管及舌下腺大管开口于此。舌下阜外侧口腔黏膜的横襞称舌下襞，深面有舌下腺，舌下腺小管开口于此襞。舌系带两侧隆起即舌下热窝（图 2-1，图 2-2，图 2-3）。

舌动脉在行程中以舌骨舌肌的前后缘为界分为三段和四个分支（舌骨支、舌背动脉、舌下动脉和舌深动脉）。第一段：自颈外动脉发出处至舌骨舌肌后缘处为第一段。此段主要位于颈动脉三角内，初向内上，再转向前下，形成短袢。第二段：为舌骨舌肌遮蔽的部分。其表面除被舌骨舌肌覆盖外，尚有二腹肌中央腱、茎突舌骨肌、下颌舌骨肌后部以及下颌下腺等结构。第三段：为舌动脉的终末支，称为舌深动脉，自舌骨舌肌前缘至舌尖的部分，其内侧接颏舌肌，外侧为舌下纵肌，下方邻近舌下黏膜。至舌尖部与对侧舌动脉吻合。

由于舌下热窝靠近舌动脉，是口腔中温度最高的部位，当发热时尤其是高热时，血流速度加快，单位时间内流经口腔内与体温表水银柱接触的小血管、毛细血管的血液较多，使水银受热较快，舌深动脉和舌深静脉邻近黏膜，测量温度时间明显减少，只需要 3 分钟即可，故口腔温度测量在此处最准确。

口腔测温适用于成人，清醒、合作状态下，无口鼻疾患者。测量时嘱患者张口抬舌将口表水银端斜放于舌下热窝（舌系带两侧），患者紧闭口唇，用鼻呼吸，勿用牙咬，3 分钟后取出。

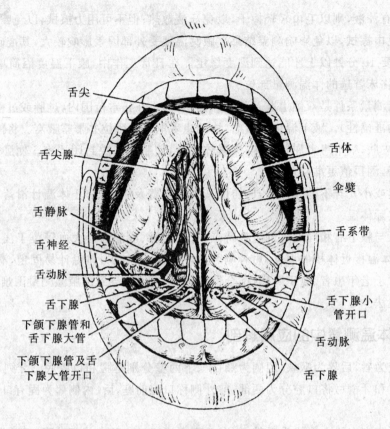

舌尖

舌尖腺

舌体

伞襞

舌静脉

舌神经

舌系带

舌动脉

舌下腺

舌下腺小
管开口

下颌下腺管和
舌下腺大管

舌动脉

下颌下腺管及舌
下腺大管开口

舌下腺

图 2-1 口腔底部解剖图

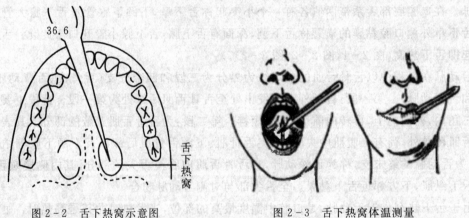

36.6

舌下热窝

图 2-2 舌下热窝示意图

图 2-3 舌下热窝体温测量

口腔测温不适合用于 5 岁以下儿童,意识不清、烦躁不安者,口鼻受伤、口腔疼痛者。如患者不慎咬碎体温计时,应立即清除口腔内玻璃碎屑,以免损伤唇、舌、口腔、食管和胃肠道的黏膜,再口服蛋清液或牛奶以延缓汞的吸收。如病情允许,可服用膳食纤维丰富的食物(韭菜、芹菜等),以促进汞的排出。

三、直肠肛管在体温测量中的应用解剖

肛门是消化道的末端开口,位于臀部正中线和两侧坐骨结节连线的交叉点上,平时紧闭呈一纵裂,排便时张开呈圆形,直径 3cm 左右,肛缘皮肤松弛而有弹性,因外括约肌和肛门皮肌收缩,故皮纹呈放射状皱襞。肛管是消化道末端,上接直肠,下止于肛缘,两侧为坐骨直肠窝。前方男性有尿道和前列腺,女性有阴道,后方为尾骨。解剖肛管是从肛门缘到齿状线,因管腔内附有移行皮肤故称皮肤肛管。外科肛管是从肛门缘到肛管直肠环平面,长约 4cm,因管壁由内、外括约肌包绕,又称括约肌性肛管。

肛管内面有 6～10 条纵行黏膜皱襞,称肛柱。相邻肛柱下端之间的半月形黏膜皱襞,称肛瓣。肛瓣与相邻肛柱下端围成的小窝,称肛窦。所有肛瓣与肛柱下端连成锯齿状线,称齿状线。齿状线是黏膜与皮肤的分界线,又是区分内痔和外痔的标志。肛管部的环行平滑肌增厚,形成肛门内括约肌,有协助排便的作用;在肛门内括约肌的周围和下方,由骨骼肌构成肛门外括约肌,具有括约肛门和控制排便的作用(图 2-4)。

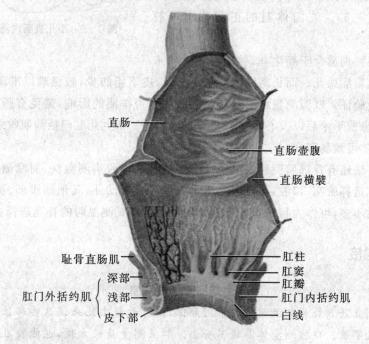

图 2-4　直肠解剖图

肛门直肠部血管丰富,动脉供应主要来自直肠上动脉、直肠下动脉、骶正中动脉和肛门动脉四支。①直肠上动脉(痔上动脉):是肠系膜下动脉的终末支,在第 3 骶骨水平分为左右两支,沿直肠两侧下降,约在直肠中部,每 1 支动脉支再分数支穿直肠肌层至黏膜下层,在肛柱内下行至齿线附近,沿途分许多小支,主要供应直肠和齿线以上的肛管,其毛细血管丛与直肠下动脉、肛门动脉吻合。②直肠下动脉(痔中动脉):是髂内动脉分支,比直肠上动脉细小,左右各1 支,由直肠侧韧带进入直肠下段的前壁,主要供应直肠前壁和直肠下部各层,其终末与痔上、下动脉均有吻合。③骶正中动脉:是单一动脉,由腹主动脉分叉上约 1cm 的动脉后壁发出,沿

第4、5腰椎和骶尾骨前面下行,行于腹主动脉、左髂总静脉、骶前神经、痔上血管和直肠后面,某些终末分支可沿提肛肌的尾缝下降至肛管和直肠。④肛门动脉(痔下动脉):自髂内动脉的分支由阴部内动脉发出,经坐骨直肠窝时分为数支,主要分布在提肛肌,内、外括约肌和肛管,也分布至下部直肠。

直肠温度不受外界温度影响,所以,直肠内测温更加准确,能真实反映机体体温情况,是目前唯一的无创性侵入性测温法,具有测量时间短、准确性高、复测率低,最能反映机体的中心温度,是临床上体温测量的标准。

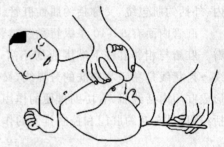

直肠内测量时,选用肛门表,先用液状石蜡或油脂(也可用肥皂水)滑润体温表含水银的一端,患者侧卧、屈膝仰卧或俯卧位,露出臀部,慢慢将表的水银端插入肛门3~4.5cm(婴儿由于肛管长度较短,插入1.5cm即可),家长用手捏住体温表的上端,防止滑脱或折断,3~5分钟后取出,用纱布或软手纸将表擦净,阅读度数(图2-5)。肛门体温的正常范围一般为36.8~37.8℃。

图2-5　小儿直肠内测温示意图

直肠内测温特别适合于新生儿、休克、低体温、末梢循环不良等危重症患儿。而长期卧床的老年患者,皮下脂肪少,腋温难以准确判断其体温,可采用肛温测量验证。肛温测量结果受排便次数和是否排便的影响,避免直肠给药、灌肠,腹泻、直肠肛门疾患或手术后以及心脏病患者不宜用此法。新生儿肛门括约肌收缩力较弱,刺激可引起便意,偶尔可致肠穿孔。

其他测温方法还有背部肩胛间测温法、腹部测温法、腹股沟测温法、肘窝测温法等。成人测量体温一般宜选择腋窝、口腔,而直肠处测量体温适合婴幼儿,其他如腹部、腹股沟、肘窝等处测温临床应用不多,可作为特殊患者特殊情况下不能常规测温时的补充选择。

 知识链接

新生儿腘窝温度测量

口腔、腋窝、直肠3处为体温测量的常用部位,但对于新生儿来说这些部位测量方法存在着一定的风险或不便。口腔测量体温极不安全。肛温测量虽较方便,也能较准确反映体核温度,但新生儿的直肠较短,肠壁较薄,测肛温时温度计插入要有一定深度,操作稍有不慎容易造成直肠损伤甚至穿孔;在测量过程中肛门有刺激不适感,新生儿易哭闹,并可刺激排便。对于一些需要置于保温箱内或远红外辐射台上治疗的新生儿需要增加体温测量次数,频繁的肛温测量更容易造成直肠或肛门周围黏膜损伤,因此肛温测量在新生儿科不应作为首选的体温测量方法。腋窝体温测量法目前虽普遍应用,但需将襁褓全部打开后才能放上体温计,易致新生儿着凉,增加了呼吸道感染的机会,故腋窝测量法也不便于推行。

腘窝测量新生儿体温方便、安全、易于反复操作,在新生儿科可以替代腋窝温度测量。这是因为与腋窝相比,腘窝同样有较大的动脉、静脉通过。腘动脉、腘静脉的管径和血流速度均不低于腋动脉、腋静脉,当膝关节屈曲,小腿向后紧贴大腿时便使腘窝形成一个封闭的人工腔,腔内温度来自血流散热又不受环境温度影响,加之新生儿皮下脂肪较薄,这是造成腘窝温度与腋窝温度无统计学意义的原因。另外,由于新生儿在母体内呈蛙状,出生后也习惯于这一体位,膝关节自然屈曲,因此便于腘窝测温体温。

第二节 脉搏测量的应用解剖

心血管系统是由心脏、动脉、毛细血管和静脉组成,心血管内流动着血液。当心脏收缩时,左心室将血射入主动脉,主动脉内压力骤然升高,动脉管壁随之扩张。当心脏舒张时,动脉管壁弹性回缩。这种动脉管壁随着心脏的舒缩而出现周期性的起伏搏动形成动脉脉搏,这种搏动在浅表的动脉可触摸到,临床上简称为脉搏(pulse)。正常人的脉搏和心跳是一致的,两侧脉搏差异很小,不易察觉。临床上有许多疾病,特别是心脏疾病可使脉搏发生变化。值得注意的是,某些疾病时,两侧脉搏明显不同,如缩窄性大动脉炎或无脉证。故测量脉搏时,应注意两侧均须触诊以作对比。心房纤颤时脉率小于心率,要分别计数。

正常脉搏从频率、节律、强度、动脉壁弹性四个方面进行描述。测量脉搏对患者来讲是一个不可缺少的检查项目。中医更将切脉作为诊治疾病的主要方法。因此凡浅表靠近骨骼的大动脉均可以作为测量脉搏的部位。临床上常用的触诊脉搏的部位很多,最常用的是桡动脉,其次为肱动脉、股动脉、腘动脉、颈动脉等,准确触摸动脉搏动的部位对测量生命体征十分必要(图2-6)。

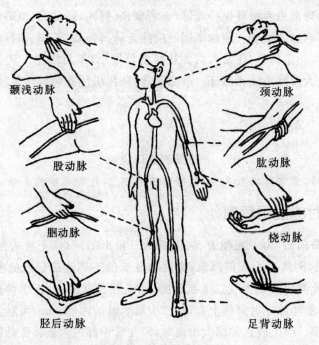

颞浅动脉 颈动脉
股动脉 肱动脉
腘动脉 桡动脉
胫后动脉 足背动脉

图2-6 常用诊脉部位

一、桡动脉诊脉时的应用解剖

桡动脉为肱动脉的终支之一,在桡骨颈高度分出。于起点不远处发出桡侧返动脉,经外上髁前面上行,参与肘关节动脉网的组成。本干先行于肱桡肌深面,后经肱桡肌腱和桡侧腕屈肌腱之间下行,在该处位置浅表,可以摸到脉搏,桡动脉的下段在桡骨茎突尖端处斜过拇长展肌和拇短伸肌腱深面转至腕骨外侧缘,沿舟骨和大多角骨背面下行至手背。

桡动脉诊脉点:在手腕前面(手掌侧)的外侧缘(拇指侧)摸到隆突的骨头(即桡骨下端的茎突),在茎突的前方,腕横纹的外上侧就可摸到桡动脉的搏动。另外也可以用前臂远端桡侧腕屈肌肌腱的外侧作为定位,触摸桡动脉的搏动。

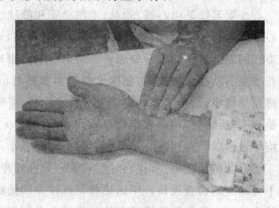

桡动脉诊脉时患者取坐位或者卧位,手臂放于舒适位置,被测肢体下方应有支托物,患者腕部伸展,测量时用示指、中指、无名指的指端放在桡动脉上,压力中等(图2-7),以能清楚感觉脉搏搏动为准。注

图2-7 桡动脉诊脉图

意,不能用拇指诊脉,因拇指动脉搏动较强,对脉搏测量有干扰。偏瘫患者诊脉时应选用健侧肢体。另外,测量脉搏前患者需要保持安静,患者紧张、哭闹、运动、恐惧等情况都会影响心率、心搏出量等,从而影响脉搏测量。测脉率同时应注意脉搏强弱、节律、动脉壁弹性等,为疾病的变化提供依据。值得注意的是,正常人两侧脉搏差异很小,不易察觉。某些疾病时,两侧脉搏明显不同,如缩窄性大动脉炎或无脉证。故测量脉搏时,应注意两侧均须触诊以作对比。

 知识链接

脉搏测量口诀

测脉示中无名指,正常脉搏数半分;所得脉值乘以2,异常测脉数1分。

二、肱动脉诊脉时的应用解剖

肘窝位于肘关节前面,为一底朝上、尖向下的三角形凹陷区,上界为肱骨内、外上髁的连线,外侧界为肱桡肌,内侧界为旋前圆肌,窝底为肱肌的下部和旋后肌的前部,顶为深筋膜覆盖。窝内的结构由外侧向内侧为肱二头肌肌腱、肱动脉及其分支、正中神经(图2-8)。肱动脉在肘窝位置表浅,肱动脉在肘窝稍上方,肱二头肌肌腱的内侧2cm,可触及其搏动,此处为测量血压时听诊的部位。当上肢远侧部大出血时,可在臂中部的内侧将肱动脉压向肱骨止血。

三、股动脉诊脉时的应用解剖

股动脉位于腹股沟中点,股静脉位于股动脉内侧,股神经位于股动脉的外侧。在腹股沟韧带中点下方可触摸到搏动(图2-9)。婴幼儿脉搏也比较细弱,股动脉搏动相对较强,能较好反映心脏搏动,故是婴幼儿较常用的脉搏测量部位。

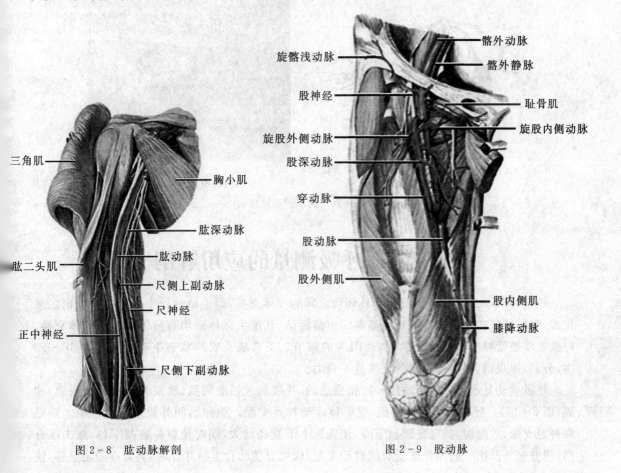

图 2-8 肱动脉解剖　　　　　　　　　图 2-9 股动脉

四、颈动脉诊脉时的应用解剖

颈总动脉是头颈部的主要动脉。左侧发自主动脉弓,右侧起于头臂干。两侧颈总动脉均经胸锁关节后方,咽、食管、气管和喉的外侧上行,至甲状软骨上缘高度分为颈内动脉和颈外动脉,而在其分叉处有两处重要结构,即颈动脉窦和颈动脉小球,按压或穿刺其部位可引起心跳、呼吸减慢、血压降低等一系列临床变化。颈总动脉上段位置表浅,在活体上可摸到其搏动。自胸锁关节向上到下颌角与乳突连线的中点引一条线,在平甲状软骨上缘以下为颈总动脉的体表投影。在环状软骨高度的两侧,可摸到颈总动脉的搏动。

触摸颈动脉搏动常用于急救时判定心脏是否停跳。触摸时,急救者一手轻按患者前额,一手触摸颈动脉。检查时先用示指和中指触摸到甲状软骨,向外滑到甲状旁沟内即可(图2-10)。如能触到搏动,则收缩压还不低于 8kPa(60mmHg),证明心跳未停止。由于颈动脉的解剖特点,触摸颈动脉压力不宜过重过大;禁止同时触摸两侧颈动脉,以防影响血液循环;不能压迫气管,以防造成呼吸道阻塞。颈动脉处有创伤或因颈肌肥厚(包括儿童),可改为触摸肱动脉或股动脉。

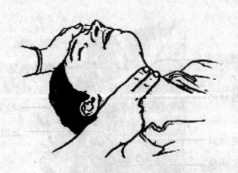
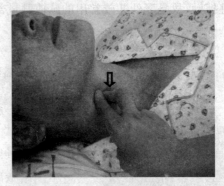

(1)中指触摸到甲状软骨　　　　　(2)向外滑动甲状旁沟

图 2-10　触摸颈动脉搏动

第三节　呼吸测量的应用解剖

呼吸(respiration，R)为机体和外环境之间的气体交换，即生命过程中机体持续排出二氧化碳，吸取氧气的过程。呼吸是最基本的生命活动，其他生命体征均有赖于呼吸的气体交换。呼吸主要是受神经系统及化学、物理因素的调节。正常成人安静状态下呼吸频率为 16~20 次/分，节律规则，呼吸运动均匀无声且不费力。

呼吸运动是通过呼吸肌收缩和舒张完成的，呼吸肌包括肋间肌(肋间外肌和肋间内肌)和膈(图 2-11)。呼吸肌属于骨骼肌，受躯体运动神经支配。膈和肋间外肌属于吸气肌。膈受膈神经支配，收缩时，其穹窿圆顶下降，使胸廓上下直径增大，同时使腹腔脏器下移，腹内压升高，腹壁向外凸出。肋间外肌受肋间神经支配，收缩时使肋骨上抬并外展，胸骨亦随之上移，使

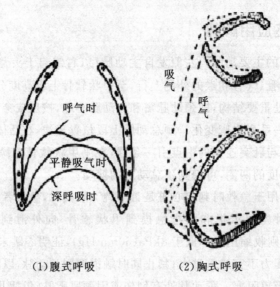

(1)腹式呼吸　　　　　(2)胸式呼吸

图 2-11　呼吸运动

胸廓前后、左右直径增大。胸廓扩大肺容积随之扩大，肺内压下降，低于大气压，空气吸入肺内，为吸气动作。当膈肌和肋间外肌舒张时，膈和肋骨回位，腹腔脏器也上移回位，腹壁收敛，胸廓缩小，肺容积缩小，肺内压增加，高于大气压，肺内气体呼出，为呼气动作。这种呼气是一种被动呼气。用力吸气时，除膈和肋间外肌的收缩加强外，其他辅助吸气肌如胸锁乳突肌、胸肌和背肌等也参加收缩，使胸廓更大地扩展。用力呼气时则除吸气肌舒张外，还有腹壁肌、肋间内肌等辅助呼气肌主动收缩，使胸廓进一步缩小，此时呼气动作也是主动过程。

正常男性和儿童的呼吸以膈运动为主，胸廓下部及上腹部的动度较大，而形成腹式呼吸，女性的呼吸则以肋间外肌的运动为主，故形成胸式呼吸。实际上该两种呼吸运动均不同程度的同时存在。某些疾病可使呼吸运动发生改变，肺或胸膜疾病如肺炎、重症肺结核和胸膜炎等，或胸壁疾病如肋间神经痛、肋骨骨折等，均可使胸式呼吸减弱而腹式呼吸增强。腹膜炎、大量腹水、肝脾极度肿大、腹腔内巨大肿瘤及妊娠晚期时，膈向下运动受限，则腹式呼吸减弱，而代之以胸式呼吸。

上呼吸道部分阻塞患者，因气流不能顺利进入肺，故当吸气时呼吸肌收缩，造成肺内负压极度增高，从而引起胸骨上窝、锁骨上窝及肋间隙向内凹陷，称为"三凹征"。因吸气时间延长，又称吸气性呼吸困难，常见于气管阻塞，如气管异物等。反之，下呼吸道阻塞患者，因气流呼出不畅，呼气需要用力，从而引起肋间隙膨隆，因呼气时间延长，又称之为呼气性呼吸困难，常见于支气管哮喘和阻塞性肺气肿。

正常呼吸与脉搏的比例约为 1 : 4。呼吸频率及深浅度可随年龄、活动、情绪、意志等因素影响而改变。如小儿快于老年人、女性快于男性；活动和情绪激动时快于休息和睡眠时，意志也能控制呼吸的频率和深浅度。

由于呼吸受意识控制，具有随意性和自主性，故在测量呼吸前不能让患者察觉，以免测量有误。临床测量呼吸时一般在测量脉搏后，护士仍保持诊脉姿势，不让患者察觉，使患者处于自然呼吸的状态，观察患者胸腹的自然起伏，一次起伏为一次呼吸。一般情况测 30 秒，所得数值乘以 2 即为每分钟的呼吸次数。呼吸异常患者及婴儿应测足 1 分钟。同时注意呼吸的节律、深浅度及呼吸困难的症状。呼吸微弱不易察觉的患者，可用少许棉花纤维置患者鼻孔前，观察棉花纤维被吹动的次数，测足 1 分钟。

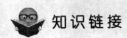 **知识链接**

呼吸测量口诀

护士保持诊脉势，仔细观察胸（腹）起；一起一伏为 1 次，正常呼吸数半分。

第四节　血压测量的应用解剖

血压是指血管内的血液在单位面积上的侧压力，通常指的是动脉血压。如无特别注明，均指肱动脉的血压。当心室收缩时，动脉血压上升达最高值称收缩压。当心室舒张时，动脉血压下降达最低值称舒张压。收缩压与舒张压之差称脉压。一个心动周期中，动脉血压的平均值称为平均动脉压。血压使血液在动脉里正常输送至全身，若血压过低，便无法将血液供应全身,相反,血压过高,有可能令血管受损,亦反映血液或心脏可能出现异常。

正常成人安静状态下血压范围为:收缩压 90～140mmHg(12.0～18.6kPa),舒张压为 60～90mmHg(8.0～12.0kPa),脉压为 30～40mmHg(4.0～5.3kPa)。血压在 24 小时内、一定范围内是变动的,随着运动量、心情紧张而起伏。一般连续三次、不同时间测量才能确定是否为高血压。准确使用血压计及听诊器,了解不同体位、肢体部位血压间的差异就十分必要。为有助于测量的准确性和对照的可比性,应做到四定:即定时间、定部位、定体位、定血压计。

测量血压的部位常在上肢肘窝稍上方的肱动脉处,也可取下肢腘窝的腘动脉和足背动脉处测量。

 知识链接

动脉血压的形成条件

动脉血压形成应具备三个条件:第一,足够的血量是形成血压的前提;第二,压力来源于左心室收缩产生的动力,推动血液在心血管系统中流动;第三,来源于血流在周围动脉所遇到的阻力。

一、肱动脉测量血压的应用解剖

测量血压标准位置为上臂,听诊器置于肱动脉处(图 2-12,图 2-13)。测量时,被测量者取坐位,最好坐靠背椅,双脚平放在地上,不可交叉,也不可讲话,裸露右上臂,上臂与心脏处在同一水平,并且将手心向上,放松不要施力。袖袋应该均匀束紧上臂,充气囊应贴附上臂内侧,使下缘与前肘窝相距 2～3cm,将听诊器探头置于肱动脉搏动处。充气加压时水银上升速度适度(每压上升约 10mm),下降速度以每跳 2～3mm 水银柱为宜。加压水银宜高出上限血压 30mm 以上,再逐渐放气听音,首先出现的脉音应是心缩血压,再次脉音趋弱之点为心舒血压,一般人以脉音完全消失之点,为准确的心舒血压。

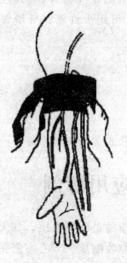

图 2-12 测血压袖袋放置部位

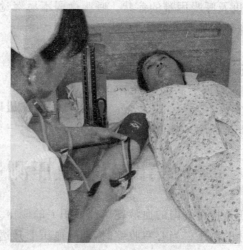

图 2-13 肱动脉测量血压

测量时应排除影响血压值的外界因素。①袖带太窄,需要较高的压力才能阻断动脉血流,故测得血压值偏高。②袖带过宽,使大段血管受压,以致搏动音在达到袖带下缘之前已消失,故测出血压值偏低。③袖带过松,使橡胶袋充气后呈球状,以至有效的测量面积变窄,测得血压偏高。④袖带过紧,使血管在未充气前已受压,故测出血压偏低。

二、腘动脉测量血压的应用解剖

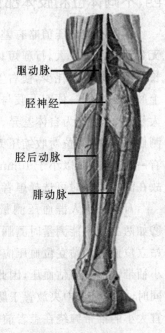

图 2-14　腘动脉

当患者上肢不适合测量血压时,如乳腺癌手术患者同时做了 PICC 留置,可以采用下肢测量血压。

腘动脉行于腘窝深部,位置较深,邻贴股骨腘面及膝关节囊后部(图 2-14)。沿半腱肌外缘向外斜行,至股骨髁间窝水平居膝后中部,而后垂直向下达腘肌下缘,分为胫前动脉和胫后动脉。前者经骨间膜上缘进入小腿前区,后者经比目鱼肌腱弓深面至小腿后区。腘动脉上部因与股骨腘面关系密切,当股骨髁上骨折时,可能伤及腘动脉。

腘动脉处测量血压的方法与上肢肱动脉测量法相同。患者取平卧或俯卧位,暴露一侧下肢。血压计的袖带应比用于上肢的袖带宽 2cm,将袖带下缘沿腘窝上 3～5cm 处平整缠妥。若肥胖者,袖带不够缠时,可在袖带外包一宽布带,缠于肢体上,将听诊器胸件放于腘动脉波动处。如用测上肢的袖带来测量腘动脉血压时,收缩压比肱动脉血压高 2.6～5.3kPa,记录时,应注明下肢血压,以免误解。测量下肢血压时要使用不同规格的袖带,相对来说宽袖带比窄袖带更可取,围径 32～42cm,适用于长度至少为 32cm,宽度为 17cm 的袖带气囊。

三、踝部动脉测量血压的应用解剖

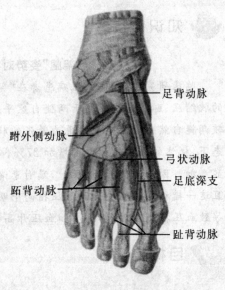

图 2-15　足背动脉

踝部动脉测量血压需要触摸足背动脉。足背动脉位置表浅,在踝关节前方,接胫前动脉,经拇长伸肌腱与趾长伸肌腱之间前行(图 2-15)。可于内、外踝连线中点处摸到足背动脉的搏动,足部出血时将足背脉压向踝关节,可压迫止血。

检查者取仰卧位,气袖束于小腿处,气袖下缘距内踝上约 3～4cm,听诊器胸件放在足背动脉上或用手扪足背动脉,余同上肢,听到的第一个声音或当脉搏搏动出现时约为收缩压。该方法不受体位的限制,仰卧位即可完成上、下肢血压的测量,测得结果与肱动脉接近(文献报道)。测量踝部动脉血压较测量腘窝动脉血压结果准确可靠,方法简便,为较好的测量下肢血压的方法。

通过测量下肢血压的方法,尤其是采用踝部动脉测量法测得血压值,解决了我们实际工作中的困难。

四、不同体位和肢体部位对血压值影响的应用解剖

不同肢体血压值略有差异,由于右上肢肱动脉来源于主动脉弓的第一大分支头臂干(又称无名动脉),直径大,行程短;左上肢肱动脉来源于主动脉弓的第三大分支左锁骨下动脉,行程长。由于能量消耗少,使右上肢血压高于左上肢。股动脉管径大,血流量多,故下肢血压高于上肢血压。同一体双上肢与双下肢血压差异无统计学意义。群体中某一个体有其特殊性,以大于 10mmHg 为自体差异。不同体位对血压值也有影响,临床上一般有坐位和卧位两种体位测血压,两种体位对收缩压无影响,而对舒张压有明显影响,即坐位高于平卧位。但个体之间有一定差异性,以小于 10mmHg 为自体差异,舒张压卧位低于坐位者左侧占 16.6%,右侧无。故在测量血压时可选择患者方便的肢体测量,但是在不同体位测量时应考虑对舒张压的影响。

对于特殊人群血压测量的体位和肢体选择应注意:①瘫痪患者测血压是要测量健侧。②如两上肢不能测量时测腘动脉。③老年人、糖尿病患者及出现体位性低血压情况者,应加测站立位血压。站立位血压应在卧位改为站立位后 1 分钟和 5 分钟时测量。④肥胖患者使用过小袖带可显著高估血压,因此上臂粗大或肱二头肌发达者,需更长更宽的袖带来压迫肱动脉,同时,将袖带囊中央放置于肱动脉脉搏之上也尤为重要。对于上臂围大于 50cm 者,建议将适宜大小的袖带缠绕在患者前臂,并将前臂支持在心脏水平,在腕部触诊其桡动脉脉搏。⑤儿童测量血压时,袖带囊宽度至少为鹰嘴与肩峰中间处臂围的 40%。⑥妊娠妇女,应测量坐位或左侧卧位左臂血压,尤其是在分娩期间,左侧卧位是合理选择。如果怀疑外周血管病,首次就诊时应测量左、右上臂血压。特殊情况下可以取卧位或站立位。

 知识链接

"架腿"姿势对高血压患者血压测量值的影响

临床研究发现:高血压病患者在"架腿"姿势(左腿架于右腿之上或右腿架于左腿之上)时的收缩压、脉压均明显高于两腿自然平放于地面时的血压值,其原因在于"架腿"时,肌肉处于较两腿自然平放于地面时更为紧张的状态,因而导致血压的升高。相关研究发现,在"架腿"状态下,机体的每搏输出量可增加 27%、心输出量可增加 18%,而机体的外周血管阻力并没有明显增加。因此,在测量血压时,嘱咐患者两腿自然平放于地面是一项重要的护理干预措施,而且这一措施应该在我国高血压指南中明确指出并广泛宣传,因为这种"架腿"的不健康姿势可导致血压控制难度加大,增加血压升高的危险因素,导致心血管事件的发生概率增加。

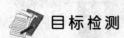 **目标检测**

1.体温测量的部位位于何处?为什么在这些部位进行体温测量?口腔体温测量时应注意哪些解剖结构?

2.患者,王某,34 岁。因心悸、气促、心前区压迫感,来院诊治。问:常用脉搏测量部位有哪些? 如何正确确定测量脉搏的部位?

3.胸式呼吸和腹式呼吸有何区别? 测量呼吸的部位位于何处? 如何测量呼吸?

4.患者,张某,男,75 岁,有 10 年高血压病史,因脑卒中致右侧肢体偏瘫入院。问:测量血压的部位在何处? 不同体位和肢体部位测量血压,对血压值有何影响?

（刘晓梅　赵丽华）

第三章 药疗技术的应用解剖

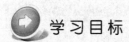

学习目标

【掌握】肌内注射术的部位及其结构特点;上肢浅静脉的穿刺部位和结构特点;下肢大隐静脉、股静脉的穿刺部位和结构特点。

【熟悉】皮内注射术的部位及其结构特点;皮下注射术的部位及其结构特点;头皮静脉、颈外静脉、锁骨下静脉的穿刺部位和结构特点。

【了解】经外周导入中心静脉置管的常选部位和结构特点;动脉的穿刺部位和结构特点。

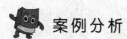

案例分析

护士小陶在实习中,第一次做治疗护士,带教老师告诉她,今天病房里有1位新患者要做青霉素皮肤试验,2位患者要做皮下注射胰岛素,5位患者要进行肌内注射,10位患者要做静脉输液。请问:①皮内注射和皮下注射位于何处? ②常用作肌内注射的肌肉有哪些? 如何定位? 要注意哪些结构? ③全身用作穿刺的静脉主要有哪些? 各有何特点?

第一节 皮内注射术和皮下注射术的应用解剖

一、皮内注射术的应用解剖

(一)皮内注射术的概述

皮内注射术是将小量药液注入皮肤的表皮与真皮之间的方法,其目的有:用于各种药物过敏试验,以观察局部反应,如青霉素皮试;预防接种,如接种卡介苗;局部麻醉的先驱步骤,如普鲁卡因皮试。

皮肤试验的皮内注射部位在前臂掌侧下段,预防接种的皮内注射部位常选用上臂三角肌下缘注射,局部麻醉则选择麻醉处。

如患者对皮试药物有过敏史,则禁止皮内试验。皮试药液要现用现配,剂量要准确,并备肾上腺素等抢救药品及物品。皮试结果如果是阳性时,应告知医师、患者及家属,并予注明。

(二)皮肤的结构特点

皮肤指身体表面包在肌肉外面的组织,是人体最大的器官,主要承担着保护身体、排汗、感觉冷热和压力的功能。皮肤覆盖全身,它使体内各种组织和器官免受物理性、机械性、化学性和病原微生物性的侵袭。

皮肤由表皮和真皮组成,并借皮下组织与深层组织相连(图 3-1)。皮肤的厚度根据部位有所不同,通常约 0.5～4mm。

表皮由角化的复层扁平上皮构成,其厚度因部位不同差异很大,平均厚度0.1mm。根据上皮细胞的结构特点,从基底到表面可分为 5 层,即基底层、棘层、颗粒层、透明层和角质层。基底层是一层排列整齐的矮柱状细胞,此层细胞有较强的分裂增殖能力,可不断产生新生细胞,故基底层又称生发层。角质层为表皮的最浅层,由几层或几十层扁平无核的角质细胞组

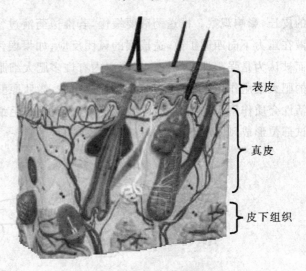

图 3-1　皮肤结构示意图

成。角质细胞的细胞质内充满嗜酸性的角质蛋白,对酸、碱及机械摩擦等有较强的抵抗力,具有保护作用。角质层的细胞常成片脱落,形成皮屑。正常情况下,基底层细胞不断分裂增殖,新生的细胞向浅部推移,依次转化成各层细胞,最后成为皮屑而脱落。

真皮位于表皮的深面,由致密结缔组织构成,可分为乳头层和网状层两层。乳头层为真皮的浅层,它以许多乳头状的突起突向表皮。网状层位于乳头层的深面,较厚,与乳头层无明显的分界。真皮由致密结缔组织构成,大量的胶原纤维和弹性纤维交织成网,使皮肤具有较大的弹性和韧性。其间含有丰富的神经、血管、淋巴管和附属结构。感觉神经末梢有两种:神经小体和游离神经末梢。神经小体包括触觉小体和环层小体,感受触觉、压觉等。游离神经末梢分支呈网状或小球状分散于表皮细胞的间隙中,感受冷、热、痛。由于游离神经末梢分布密集,所以皮肤疼痛特别敏感。疼痛感觉强度不仅取决于刺激强度,还与刺激持续的时间、强度时间变化率、面积等有关。

皮下组织即浅筋膜,由位于皮肤和深筋膜之间的疏松结缔组织和脂肪组织构成。皮下组织中含有丰富的血管、神经、淋巴管及纤维成分。纤维成分的多少与皮肤的移动性有关,凡皮肤移动性较大处,其纤维成分较少,反之,纤维成分较多。皮下组织的厚度随年龄、性别及部位不同而有差别,如腹部皮下组织可达 3cm,而眼睑等处因不含脂肪,皮下组织较薄。

(三)皮内注射的方法及应注意的解剖结构

皮内注射方法:①用 70%酒精棉签消毒皮肤待干。②左手绷紧皮肤,右手持注射器,使针头斜面向上,和皮肤呈 5°～15°刺入皮内(图 3-2)。③待针头斜面进入皮内后,放平注射器,注入药液0.1ml,药量要准确,使局部形成一圆形隆起的皮丘,皮肤变白,毛孔变大。④注射完毕,迅速拔出针头,切勿按揉,清理用物,按时观察反应。

皮内注射遵循"进针快、出针快、推液慢"的原则。皮内注射要求针头刺入表皮和真皮之间,即能从皮肤表面透视其针孔斜面,而表皮很薄,故针头刺入皮内时要求和皮肤呈 5°～15°,待针头斜面穿透表皮后,放平注射器,以免刺入皮下组织甚至肌层导致不能局部形成一圆形隆

起的皮丘,影响观察。推送药液要缓慢,若推送药液过快、压力过大,不仅增加疼痛感,而且使药液在压力下向四周扩散,造成假的风团反应;如果误注入空气,则更易渗透,甚至产生伪足,从而被认为是强阳性反应。由于真皮内有许多肥大细胞,皮试时,抗原与皮肤内已被青霉素致敏的肥大细胞作用,引起后者脱颗粒释放组胺、激肽原酶、嗜酸性粒细胞趋化因子、白三烯等生物活性介质作用于毛细血管,导致局部小血管扩张、毛细血管通透性增加,导致液体渗出,遂在皮试部位形成风团和红晕,这就是阳性反应。

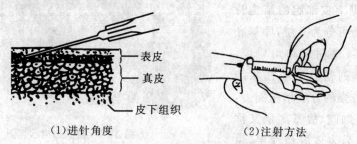

表皮
真皮
皮下组织

(1)进针角度　　　　　　　　　　　　(2)注射方法

图 3-2　皮内注射术

皮肤中的游离神经末梢比任何其他组织都多,所以针刺部位越接近皮肤表面,痛觉越明显。皮肤试验的皮内注射部位在前臂掌侧下段,此处为前臂内侧皮神经和前臂外侧皮神经分布的交界处,神经末梢较为稀疏。同时,此处皮肤略松弛,药物的注入对组织的压力相对较小,因此能减轻患者疼痛感,减少患者的恐惧心理;此处皮下脂肪少,易绷紧皮肤;又无浅静脉干扰,皮肤较薄,皮色较浅,易于注射和辨认。

 知识链接

青霉素过敏试验

青霉素具有毒性低、疗效高的特点,临床应用广泛。但青霉素易发生过敏反应,是各种抗生素中过敏反应最高的药物,5%~6%的人对青霉素过敏,而且任何年龄、任何给药途径、任何剂型和剂量均可发生过敏反应。因此在使用各种剂型青霉素前都应先做过敏试验,试验结果阴性者方可用药。

二、皮下注射术的应用解剖

(一)皮下注射术的概述

皮下注射术是将小量药液注入皮下组织的方法。皮下注射的目的:①需迅速达到药效、不能或不宜经口服给药时采用,如胰岛素口服在胃肠道内易被消化酶破坏,失去作用,而皮下注射迅速被吸收;②局部麻醉用药或术前供药;③预防接种。

皮下注射的部位在上臂三角肌下缘、上臂外侧、腹部、后背及大腿外侧(图 3-3),这些部位皮下组织疏松,摩擦机会少,便于注射。

人体许多部位都可以注射胰岛素,一般认为,腹壁吸收速度最快,大腿外侧、臀部及上臂外侧较慢。许多患者喜欢选择上臂三角肌处注射胰岛素,其实这一部位不是最佳选择点,因为这个部位面积小,自己注射又不方便,一般只能用右手注射左臂,故极易造成注射点重复而导致

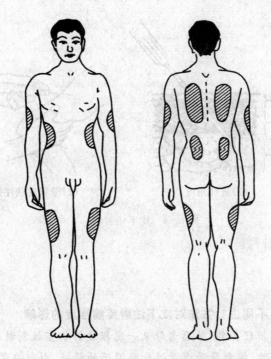

图 3 - 3　皮下注射的部位

注射部位脂肪及皮下组织萎缩，影响胰岛素的吸收。患者自己注射胰岛素，以臀部及腹部为最方便，而且面积广大，注射点不易重复。防止注射部位皮下组织及脂肪萎缩最简便有效的方法，就是经常更换注射点，切忌在同一部位反复注射。

（二）皮下注射术的方法及应注意的解剖结构

皮下注射方法：①用 70％酒精棉签消毒皮肤待干。②左手绷紧皮肤，右手持注射器，示指固定针栓，针头斜面向上和皮肤呈 30°～40°角，过瘦者可捏起注射部位，迅速刺入针头的 2/3，放开左手固定针栓，抽吸无回血，即可缓慢推注药液。③注射完毕，快速拔针，棉签按压针眼 5 分钟。

皮下注射时，绷紧皮肤，降低皮肤弹性，减少阻力，固定被注射部位，有利于快速进针，穿过表皮和真皮，直达皮下组织，缩短针头通过皮肤的时间，减少对游离神经末梢的刺激，减轻患者疼痛感。实验表明痛觉可因疲劳或注意力不集中而减弱，绷紧皮肤亦可对皮肤局部加压，分散注意力，达到减轻疼痛的效果。由于皮肤较薄，针头刺入角度不宜大于 40°（图 3 - 4），长度不宜大于针头的 2/3，从而减少针头对皮肤的刺激面积，同时避免刺入肌层。针头进入皮下组织后，放开左手固定针栓，抽吸无回血，方可缓慢均匀推注药液，这样可确保药物没有直接进入血管。缓慢均匀推注药物能减轻刺激，减少组织胀痛。药物进入皮下组织后，通过毛细血管或淋巴管吸收，经血液循环到达靶器官发挥作用。注射完毕，快速拔针，减少刺激时间。最后棉签按压针眼 5 分钟，以止血和防止药液流出，并促进毛细血管的修复。

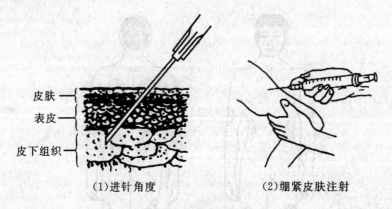

皮肤
表皮
皮下组织

(1)进针角度　　　　(2)绷紧皮肤注射

图 3-4　皮下注射法

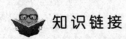 知识链接

不同进针方法对皮下注射疼痛程度的影响

皮下注射是一种有创护理操作,给患者带来一定程度的伤害性刺激,可引起某种致痛物质如 H^+、K^+、组胺、5-羟色胺、缓激肽等内源性致痛因子的释放,引起痛觉。临床对皮下注射采用侧握式(传统注射法)和执笔式(改良注射法)进针比较研究,表明执笔式进针法进行皮下注射可明显减轻患者的疼痛程度。这是因为执笔式进针法利用腕部力量进针速度加快,进针时压强增大,针头通过真皮层(痛觉神经主要分布在真皮层)的时间缩短,使疼痛明显减轻。临床护理工作中,解除和减轻患者疼痛已成为护理工作的重要内容之一,改良皮下注射法较传统皮下注射法,患者疼痛程度明显减轻,提高了患者治疗的依从性和满意度,值得推广应用。

(陈建珍)

第二节　肌内注射术的应用解剖

一、肌内注射术的概述

肌内注射术是将药液注入肌肉组织的方法,是临床上常用的注射技术。

人体肌肉组织有丰富的毛细血管网,药液注入肌肉组织后,可通过毛细血管壁进入血液循环,作用于全身从而起到治疗作用,药物吸收比皮下快,且感觉神经末梢较少,痛觉较轻。和皮下注射不同,肌内注射主要注射刺激性较强或药量较大的药物,如一些油剂、混悬液等;不宜或不能作静脉注射,要求比皮下注射更迅速发生疗效者,如卡巴克洛(安络血)、$VitB_1$ 等;不宜或不能口服、皮下注射又需一定时间内产生药效者,如链霉素等。

肌内注射部位,选择肌肉较厚,离大神经、大血管较远的部位,不能在有炎症、硬结、瘢痕等部位注射。肌内注射最常用的肌是臀大肌(图 3-5),其次为臀中肌、臀小肌、股外侧肌及上臂三角肌。肌肉注射针尖与皮肤呈 90°角刺入肌肉组织(图 3-6),进针深度为针头的 2/3,约 2.5~3cm。

由于肌内注射是有创性的操作,如果不熟悉肌内注射部位神经解剖特点,肌内注射部位定位不准确,操作不当,可造成血管神经损伤,引起局部淤血、硬结、钙化甚至肌肉瘫痪等并发症。

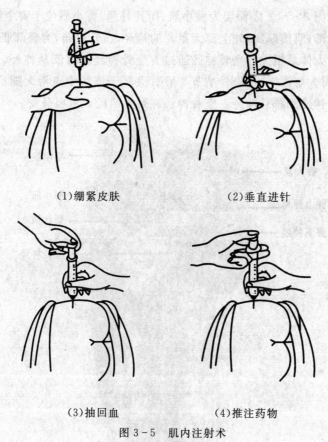

(1)绷紧皮肤   (2)垂直进针

(3)抽回血   (4)推注药物

图3-5 肌内注射术

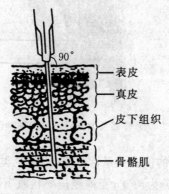

图3-6 肌内注射进针角度

二、臀部的结构

臀部皮肤较厚,富含皮脂腺和汗腺,浅筋膜发达,个体差异较大。臀部深筋膜包绕臀肌,并分隔成肌束。

臀肌分三层：①浅层为臀大肌，略呈四边形，肌质厚实。②中层自上而下为臀中肌、梨状肌、上孖肌、下孖肌、股方肌。臀中肌位于臀部外上部，其下部被臀大肌遮盖。梨状肌位于臀大肌深面，臀中肌下方（图3-7）。③深层为臀小肌、闭孔外肌，臀小肌位于臀中肌深面。

臀大肌略呈四边形，肌质厚实，外上部无重要的神经、血管分布，为臀部肌内注射的首选部位。但其深部下方有人体最粗大的坐骨神经通过。坐骨神经起自骶丛神经，自梨状肌下孔出骨盆斜向外下方，在臀大肌深面，经坐骨结节与股骨大转子连线中点沿大腿后方正中下行，在腘窝上角附近分为胫神经和腓总神经。坐骨神经在臀大肌段无重要分支。

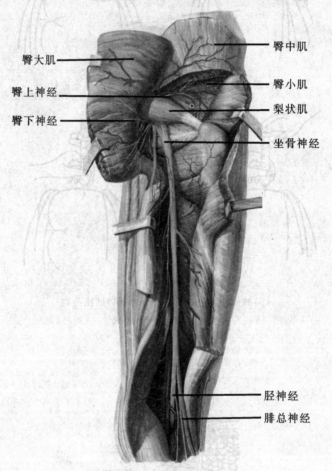

臀大肌　　　　　臀中肌
臀上神经　　　　臀小肌
臀下神经　　　　梨状肌
　　　　　　　　坐骨神经

　　　　　　　　胫神经
　　　　　　　　腓总神经

图3-7　臀部及大腿后部的肌和神经

坐骨神经出盆腔时与梨状肌的位置关系常有变异，常见类型有：以一总干出梨状肌下孔者约占66.3%；以坐骨神经在盆内分为两支，胫神经出梨状肌下孔，腓总神经穿梨状肌肌腹者多见，约占27.3%；其他变异约占6.4%（图3-8）。

在臀部的中下部，坐骨神经距皮肤最近，行程最长，易发生坐骨神经注射伤。又因腓总神经位于坐骨神经的后外侧，腓总神经周围结缔组织少且走行较长，故腓总神经受损的机会也较为多见。

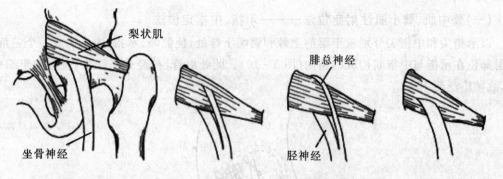

(1)梨状肌下缘型　　(2)梨状肌中间下缘型　　(3)梨状肌上、下缘型　　(4)梨状肌中间型

图 3-8　坐骨神经与梨状肌的关系

三、臀大肌注射定位法

(一)十字法

以臀裂顶点向左或右侧划一水平线,再从髂嵴最高点作一垂直平分线,将臀部分为 4 个象限,其外上象限并避开内下角(从髂后上棘至股骨大转子连线),即为注射区(图 3-9)。

(二)联线法

取髂前上棘和尾骨连线的外上 1/3 处为注射部位(图 3-9)。

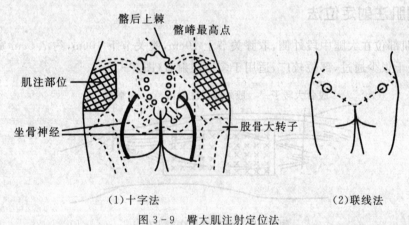

(1)十字法　　　　　　　　　　　　　　　(2)联线法

图 3-9　臀大肌注射定位法

四、臀中肌、臀小肌注射定位法

臀中肌起自髂骨翼外侧,止于股骨大转子外侧,此处血管神经较少,且脂肪也较薄,臀中肌下方虽有臀上神经分支到臀小肌,但较坐骨神经细小很多,故因注射损伤的机会较坐骨神经小。2 岁以下婴幼儿因其臀部肌肉未发育完善,较薄,注射可导致肌肉挛缩,或损伤坐骨神经,不宜进行臀大肌注射,应选用臀中肌、臀小肌注射。

（一）臀中肌、臀小肌注射定位法———示指、中指定位法

以示指尖和中指尖分别置于髂前上棘和髂嵴下缘处，使髂嵴、示指、中指构成一个三角形，注射部位在示指与中指间构成的角内（图 3-10）。此处血管、神经分布较少，且脂肪组织也较薄，故被广泛使用。

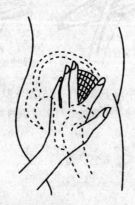

图 3-10　臀中肌臀小肌注射定位法——示指、中指定位法

（二）臀中肌、臀小肌注射定位法二

以髂前上棘外后侧三横指处（以患者自体手指宽度为标准）为注射部位。

五、股外侧肌注射定位法

股外侧肌部位在大腿中段外侧，取膝关节上 10cm，髋关节下 10cm，约 7.5cm 宽处。此区大血管、神经干很少通过，部位较广，适用于多次注射者（图 3-11）。

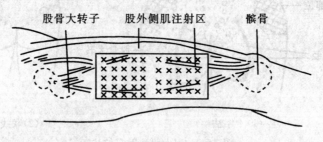

股骨大转子　　股外侧肌注射区　　髌骨

图 3-11　股外侧肌注射定位法

六、三角肌注射定位法

三角肌为上臂外侧，自肩峰下 2～3 指。此处肌肉分布较臀部少，只能作少剂量注射。三角肌九区划分法：把三角肌的长度和宽度中线均分为三等分，使三角肌成为九个区，分别为三角肌上、中、下 1/3 部的前、中、后区（图 3-12）。

上臂三角肌区皮肤较厚，浅筋膜致密，深筋膜不发达。三角肌起于锁骨外 1/3 以及肩峰和肩胛冈，从前、外、后三方向包绕肩关节，终点止于肱骨三角肌粗隆。①三角肌上部没有大血

管、神经通过，在肩峰下 2～3 横指三角肌肌肉最丰富的部位，为三角肌肌内注射的绝对安全区。②中部后区临近腋神经和桡神经，下部后区有腋神经、桡神经及血管通过，在后面的中下区注射会损伤桡神经和腋下神经的分支，为三角肌注射的危险区。③下部的前、中区因肌肉太薄不能作肌内注射。

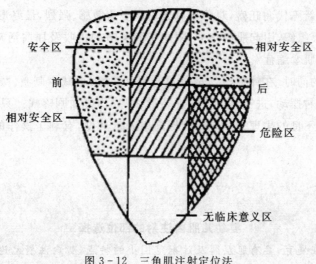

图 3-12　三角肌注射定位法

七、肌内注射方法及应注意的解剖结构

肌内注射方法：①协助患者取适当体位，用 2％碘酊和 70％酒精环形消毒皮肤，待干。②吸取药液，排尽空气；用左手拇指和示指绷紧皮肤，右手持针，如握笔姿势，以中指固定针栓，针头与注射部位呈 90°（图 3-5），以手腕力量快速刺入肌肉内。一般进针约 2.5～3cm（约针头的 2/3，消瘦者及儿童酌减）。切勿将针梗全部刺入，以防针头折断。③松开左手，抽动活塞，如无回血，固定针头，缓慢注入药物。可在注射的同时距针头约 2cm 处进行轻微按摩，以分散患者注意力，减轻疼痛。如有回血，应拔出重新进针。④注射毕以消毒棉签按压进针点，同时快速拔针。

肌内注射时，患者要保持正确的姿势，使注射部位肌肉处于放松状态，以免进针受到影响。同时要正确定位，如果注射点选择不当，没有很好避开神经或注射部位肌肉不丰满，推药时疼痛显著，严重时针尖直接刺中神经，导致神经机械性损害，或因药物浸润和扩散造成神经的痉挛、水肿而出现化学性损伤，比如臀部肌内注射损伤坐骨神经，可立即出现剧烈疼痛，注射后的下肢从上而下呈触电样疼痛，随后即可出现活动障碍不能站立行走，最终表现为患侧肢体肌肉萎缩，走路跛行。

肌内注射时针头要穿过皮肤、浅筋膜、深筋膜才能到达肌层，行程较长，所以进针时针头与注射部位呈 90°，以手腕力量快速刺入肌肉内，进针约 2.5～3cm，有时注射部位虽正确，但针头进皮肤后斜向神经也可能致伤，而且针头刺入深度不够，将药液注入脂肪层里，由于那里血管较少，不易被组织吸收，以至在注射部位产生硬结现象。

某些药物的溶解度很小，如普鲁卡因青霉素油剂等，肌内注射处常因吸收缓慢而形成硬结,压迫或牵制神经致伤。需长期进行肌内注射的患者,宜选用细长针头,注射部位应交替使用,以避免硬结的发生,必要时可热敷或进行理疗。反复多次注射时,注入的药液会顺着肌肉纤维走向扩散,肌肉纤维不断受到药液的刺激会发生化学性、损伤性反应,导致肌肉组织萎缩变性,纤维组织增生。

儿童肌肉娇嫩,新陈代谢旺盛,对药物刺激反应更为敏感、强烈,最终形成与臀大肌走向一致的条束状纤维疤痕组织,引起肌肉痉挛,限制了髋关节的内收及屈曲活动,这种现象在医学上称为"儿童注射臀肌挛缩症"。

缓慢推注药物的同时,在针头约2cm处进行轻微按摩,可减少刺激,减轻疼痛。进针时不稳,针头在组织内左右摆动,进针、拔针慢,推药过快等,均可加剧疼痛。只有正确的操作才能减轻患者疼痛,避免不良的生理、心理反应,提高患者依从度,有利于操作的顺利进行,提高治疗的质量。

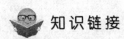 知识链接

婴幼儿肌内注射的部位选择

婴幼儿肌肉正在发育,具有肌层薄及注射范围小的特点,肌内注射无论选择哪个部位都有可能造成注射性神经损伤或注射性肌纤维化。解剖学观测结果提示,从安全角度考虑,股外侧区中部无较大的血管神经走行,有一定厚度,是婴幼儿肌内注射较理想的部位,值得向临床推荐,其次值得推荐的部位是臀区,无特殊情况不宜选用三角肌区。

(陈建珍　陈　尚)

第三节　血管穿刺技术的应用解剖

静脉穿刺技术是临床护理工作中最常用的一项护理技术操作,静脉穿刺成功与失败直接影响急诊、重症患者抢救的成功率和临床疗效,同时对患者的情绪影响也很大。因此,掌握全身主要穿刺静脉的位置、走行和特点,能提高静脉穿刺的成功率。

一、头颈部静脉穿刺的应用解剖

(一)头部静脉穿刺的应用解剖

头皮静脉输液是儿科护士最常用的基本护理技术,是患儿接受药物治疗及营养摄入的重要途径。熟悉小儿头皮静脉分布及其特点,有利于儿科护士静脉穿刺的成功,而成功的穿刺技术可以减轻患儿痛苦与恐惧,且为临床用药提供了方便。

头皮静脉行走于头部皮肤的浅筋膜内,呈网状分布,包括额上静脉、眶上静脉、颞浅静脉、耳后静脉和枕静脉等(图3-13)。血液可以通过这些网状分支回流入颈内静脉和颈外静脉,再汇集到上腔静脉回流到心脏。额上静脉在颅顶冠状缝起于静脉网,汇成额上静脉后,沿额骨表面在近中线处垂直下降,与对侧同名静脉并行,至眉的内端续于内眦静脉,是头皮静脉中较大的一支,粗短而直,不滑动,易固定。颞浅静脉起始于颅的顶部和侧面的静脉网,汇成颞浅静

脉,位于颞部皮下,在颞筋膜的表面、颧弓根的稍上方、外耳门的前方,与同名动脉伴行,摸到颞浅动脉的搏动后,颞浅静脉常在颞浅动脉的前方,此静脉细长浅直,不滑动,暴露明显。耳后静脉位于耳郭后方,向前与下颌后静脉的后支吻合,与乳突导血管相连,故较为固定,且稍粗直,或略带弯曲,但易破。

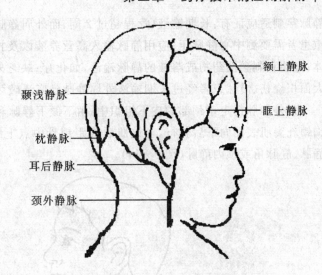

图3-13　小儿头皮静脉示意图

头皮静脉特点:①小儿头皮静脉极为丰富,分支甚多,互相沟通,交织成网,且位置表浅易见,不易滑动,便于固定,适宜小儿输液时应用。②头皮静脉无静脉瓣,不管顺行和逆行进针均不影响静脉回流。③额上静脉较直、粗,易穿刺,但易外渗,因该静脉延伸到眉间部变成了又细又多的小静脉围绕双眼,再汇入面前静脉向心回流,使液体的回流速度减慢,逐渐淤积,并渗出到皮下组织里。额上静脉逆行进针可克服外渗的缺点,且容易固定,穿刺针不易被额部头发污染,还能保持了患儿头部的美观。④头皮静脉和头皮动脉的特点。头皮静脉隐约可见,外观呈淡蓝色,扪之无搏动,管壁薄,易压瘪,易固定,不易滑动;刺入静脉,则回血缓慢,血色暗红,推药后局部无苍白区。头皮动脉外观呈淡红色或与皮肤色泽相同,扪之饱满有搏动,管壁厚,不易压瘪,易滑动;如刺入动脉中,回血迅速,血色鲜红,推药后局部出现苍白区。头皮静脉穿刺时,区别动脉与静脉是成功与否的关键。

头皮静脉穿刺:要选择合适的静脉穿刺,一般粗、直、易固定的额上静脉为首选;其次为颞浅静脉和眶上静脉,该静脉直、不滑动,暴露明显,因血管较细,穿刺技术难度大;亦可选择耳后静脉,耳后静脉稍粗,但皮下脂肪厚,不易掌握进针深浅度,且不好护理。确定要穿刺的静脉,仔细触摸有无动脉搏动,剃除静脉周围的头发。

知识链接

小儿头皮静脉定位方法

特殊患儿头皮静脉穿刺难,可根据小儿头皮静脉解剖学特点,运用手指压迫触摸方式进行小儿头皮静脉穿刺定位,能提高穿刺成功率。额静脉在额骨正中和沿冠状缝处,用手触摸皮肤时有"凸出"感即可找到额静脉;眶上静脉在额结节的表面,向内眦方向用手指纵向触摸"凸出"感即可找到眶上静脉;颞浅静脉从颧弓根稍上方向上触摸到"凸出"感即可找到颞浅静脉;耳后静脉在耳郭后方用手指触摸到"凸出"感即可找到该静脉。

(二)颈部血管穿刺的应用解剖

1.颈外静脉穿刺的应用解剖

颈外静脉是颈部最大的浅静脉,位置表浅,管径较大,是外周静脉穿刺的常用通路。颈外静脉穿刺适应证有:长期输液(疗程超过2周)而外周静脉不易穿刺的患者;周围循环衰竭的危重患者需要测中心静脉压;应用静脉输入高营养液以及抢救危重患者需短时间内输入大量液体;毒性和刺激性药物或溶液的静脉输注,如化疗;缺乏外周静脉道路的患者,如早产儿、四肢大面积烧伤、慢性患者经过长期输液外周静脉已广泛破坏。

颈外静脉行走于颈部的皮下组织中,由下颌下静脉和耳后静脉在下颌角后方汇合而成,沿胸锁乳突肌表面向下后斜行,至该肌后缘距锁骨中点上缘约2.5cm处穿深筋膜,注入锁骨下静脉、静脉角或颈内静脉(图3-14)。

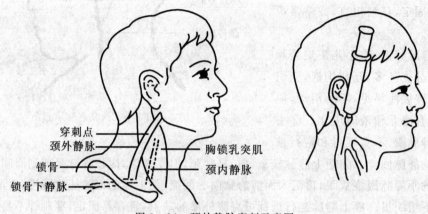

图3-14 颈外静脉穿刺示意图

颈外静脉以胸锁乳突肌后缘为标志,将颈外静脉分为上、下两段,上段位于胸锁乳突肌表面,肌后缘以下为下段。相关解剖研究显示,根据颈外静脉回流情况将其分为三型,Ⅰ型回流到颈内静脉占13.3%,Ⅱ型回流到静脉角占50%,Ⅲ型回流到锁骨下静脉占36.7%。

颈外静脉的特点:①颈外静脉局部解剖简单,管腔粗大,血流量大,位置表浅且固定,易于定位,容易穿刺成功。②颈外静脉周围无重要组织器官,与颈内静脉、锁骨下静脉相比,颈外静脉穿刺置管的安全系数高,穿刺过程中不会发生锁骨下静脉、颈内静脉穿刺所引起的气胸、血气胸、误穿动脉、纵隔血肿等严重的并发症。③右侧颈外静脉距离上腔静脉较近,临床上经外周静脉中心静脉置管(PICC),经颈外静脉穿刺时,选择右侧较好。④颈外静脉体表投影位于下颌角至锁骨中点的连线上,颈外静脉上段较表浅,是较理想的穿刺部位。⑤颈外静脉汇入锁骨下静脉这种类型中,相关解剖研究表明,约3/5以较大的钝角汇入锁骨下静脉,其余2/5以较小的钝角甚至近似直角汇入锁骨下静脉,经颈外静脉穿刺时,导管不能进入中心静脉主要发生在这一解剖类型的患者。

颈外静脉穿刺:患者去枕平卧,肩部垫一薄枕,头后仰转向对侧,充分暴露颈外静脉,颈外静脉充盈不佳者可用手指按压锁骨上窝使其充盈,右侧充盈不佳者可选择左侧。穿刺部位在下颌角与锁骨上缘中点连线的上1/3处颈外静脉外缘(图3-14)。

2. 锁骨下静脉穿刺的应用解剖

锁骨下静脉是颈根部的一个重要结构,因其位置表浅、管径粗、充盈好、不易塌陷、距心脏近等特点,被广泛应用于介入治疗、药物注射抢救、静脉高营养供应、心脏紧急临时起搏、血流动力学监测、静脉采血、血液净化治疗等。

锁骨下静脉又因与胸膜顶、颈总动脉、颈部大静脉等位置关系密切,在锁骨下静脉穿刺时常常发生气胸、出血等并发症。熟悉锁骨下静脉的走形及其周围结构,有利于锁骨下静脉穿刺的成功和减少并发症的出现。

锁骨下静脉位于锁骨上方的锁骨上大窝内。锁骨上大窝又称肩胛舌骨肌锁骨三角,由胸锁乳突肌后缘、肩胛舌骨肌下腹和锁骨上缘中1/3围成。该三角的浅面依次为皮肤、浅筋膜及封套筋膜,深面为斜角肌下份及椎前筋膜。锁骨下静脉自第1肋外缘续于腋静脉,有颈外静脉和肩胛背静脉注入。在该三角内,锁骨下静脉位于锁骨下动脉第3段的前下方,向内经膈神经和前斜角肌下端的前面,达胸膜顶前方;在前斜角肌内侧与颈内静脉汇合成头臂静脉,两者间形成向外上开放的角,称为静脉角。

锁骨下静脉的特点:①锁骨下静脉的前上方有锁骨与锁骨下肌,后方为锁骨下动脉,动、静脉之间有厚约0.5cm的前斜角肌隔开;下方为第1肋,内后方为胸膜顶,下后壁与胸膜仅相距0.5cm。②锁骨下静脉的管壁与颈固有筋膜、第1肋骨膜、前斜角肌及锁骨下筋膜鞘等结构相连着,因而位置恒定,不易发生移位,有利于进行穿刺,但其管壁不易回缩,若术中不慎,易进入空气导致气栓。

锁骨下静脉穿刺:锁骨下静脉穿刺可分锁骨下入路和锁骨上入路两种,两者优劣至今尚无定论,临床上以锁骨下入路进行锁骨下静脉穿刺最为常用。患者采取肩垫枕的仰卧头后垂位,即头向后仰15°并转向对侧,也可将床尾抬高,以利于穿刺时血液向针内回流,并避免空气进入静脉发生气栓。穿刺点定在锁骨中点下方0.5~1cm处,向喉结方向与皮肤呈35°~40°角穿刺,穿过锁骨与第1肋骨间隙,穿入锁骨下静脉(图3-15)。因锁骨下静脉在该段与臂丛、锁骨下动脉和胸膜顶部都不直接相邻,不易损伤上述结构。锁骨下静脉锁骨上入路穿刺,其穿刺部位在胸锁乳突肌的外侧缘与锁骨所形成的夹角的平分线上距顶点0.5~1cm处,向胸锁关节方向与皮肤成30°角穿刺(图3-16)。

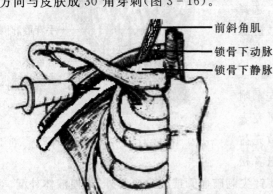
图3-15 锁骨下静脉穿刺(锁骨下入路)

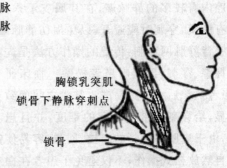
图3-16 锁骨下静脉穿刺(锁骨上入路)

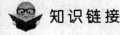 **知识链接**

特殊患者的静脉穿刺要点

(1)肥胖患者 肥胖患者的皮下脂肪层较厚,静脉较深,难以辨认,但较易固定。注射时,在摸清血管走向后,由静脉上方进针,进针角度稍加大(30°~40°)。

（2）脱水者　该类患者血管充盈不良，穿刺困难。可对患者穿刺的局部作热敷、按摩，待血管充盈后再穿刺。

（3）水肿患者　可沿着静脉解剖位置，用手按揉局部，以暂时驱散皮下水分，使静脉充分显露后再行穿刺。

（4）老年患者　老年患者的皮下脂肪较少，静脉易滑动且脆性较大，针头难以刺入或易穿破血管对侧。穿刺时，可用手指分别固定穿刺段静脉上下两端，以静脉上方进针，进针角度稍减小。

（5）天气寒冷　天冷时浅表静脉收缩，可先用热毛巾或热水袋热敷局部，使血管充盈后再穿刺。

二、上肢静脉穿刺的应用解剖

上肢静脉的浅静脉有手背静脉网、头静脉、肘正中静脉、贵要静脉、前臂正中静脉等。上肢静脉因为位置表浅，易于暴露，临床上常用作静脉穿刺的部位。

（一）手背静脉网穿刺的应用解剖

手背静脉网是最常用的穿刺部位，也是患者最易接受的穿刺部位。它具有暴露部位最少、活动限制最小等优点。

手背静脉网的特点：①手背浅静脉网由指背静脉和掌背静脉形成（图3-17）；②手背皮肤较薄，皮下组织中脂肪少，静脉移动性大；③老年患者手背皮肤松弛，浅静脉网变曲、弹性差、韧性减弱、壁薄、易滑动，应灵活掌握穿刺的部位，选择较易固定、避开关节、静脉窦的部位；④上肢静脉的管腔内有较多的静脉瓣，在其属支汇入处，一般均有瓣膜，穿刺时应避开，以免损伤静脉瓣。

手背静脉网穿刺：传统的操作方法是先嘱咐患者握拳、穿刺，再嘱咐患者松拳。临床研究表明，患者握拳后小静脉易嵌入掌骨之间而致充盈不明显，给穿刺者带来一定的难度，并且患者松

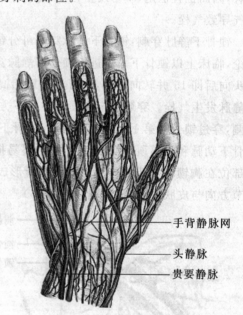

——手背静脉网

——头静脉

——贵要静脉

图3-17　手背静脉网（左侧）

拳时，由于皮肤和血管的牵拉、回弹，容易使针尖刺破血管或脱出血管外，致使液体外漏。采用手背自然放松式操作，不仅避免了患者在握拳和松拳时给穿刺所带来的缺陷，还给操作者在调节穿刺点时具备了较大的活动度，同时也排除了患者由于配合不好所带来的心理压力，使穿刺易于成功，也减少液体外漏率。

（二）头静脉穿刺的应用解剖

头静脉起自手背静脉网的桡侧，弯曲向上行于前臂桡侧，转至前臂前面，于肘的前外侧向上至肱二头肌外侧沟上行，经三角肌胸大肌间沟，穿过胸锁筋膜，注入腋静脉或锁骨下静脉（图

3-18)。头静脉位置表浅、血管较粗,临床静脉穿刺容易成功。

动、静脉内瘘是治疗慢性肾衰竭维持血液透析的重要途径。由于头静脉与桡动脉在手腕的桡侧相互靠近,位置表浅,手术方便,临床施行动静脉内瘘手术时最常用桡动脉与头静脉吻合。桡动脉与头静脉吻合建立内瘘,其手术方式有多种,国内目前对血管通路的建立首选自体动、静脉直接吻合,术式常选择桡动脉与头静脉近心端侧端吻合或桡动脉近心端与头静脉近心端对端吻合。根据血流动力方向,桡动脉远心端与头静脉近心端吻合较为合理,因为该处动脉与头静脉的血流同方向,不需反向转角,不易形成静脉端的扭曲,不易形成血栓;来自尺动脉的血流受到掌动脉弓的管径的限制,防止心功能差的患者发生高输出量性心力衰竭;通过吻合口的血流量及压力不会过大,可防止内瘘静脉端的动脉瘤样扩张。

(三)肘正中静脉穿刺的应用解剖

肘正中静脉斜行于肘前部的皮下,连接头静脉和贵要静脉(图 3-18),并借交通支与深静脉相连。肘正中静脉常接受前臂正中静脉的静脉回流。相关解剖研究显示,约 40% 的人前臂正中静脉以 1~4 条细小静脉注入肘正中静脉。肘正中静脉常有 1~3 对瓣膜,这与静脉吻合支多少有关。

肘正中静脉位置表浅、主干短粗,体表易于触摸显露。肘正中静脉处于肘窝三角形区域内,该区域神经分布稀疏,深部充满疏松结缔组织,此区域内注射疼痛明显低于其他区域,是减轻疼痛的良好部位口。因此,肘正中静脉在临床上被广泛应用,是临床输血、采血和药物注射的常用部位。

(四)贵要静脉穿刺的应用解剖

贵要静脉起自手背静脉网尺侧,在前臂的后内侧面上升,至肘部远侧时转向前面,在此借肘正中静脉与头静脉相连(图 3-18)。贵要静脉在肱二头肌和旋前圆肌之间的浅面上行至臂部肱二头肌内侧,于臂中下部穿过深筋膜与肱静脉伴行一段后,以锐角汇入肱静脉或腋静脉。

贵要静脉的特点:①贵要静脉管径相对较大,行程较短、直,注入深静脉角度较小,无明显变异;②在肱骨内上髁上,贵要静脉紧密伴行前臂内侧皮神经,且位置较深,静脉穿刺应避开此处;③在肱骨内上髁下 3cm 左右,贵要静脉位置较表浅,管径较大,属支较少,无重要毗邻神经、血管;④右侧贵要静脉至上腔静脉的长度比左侧较短。

贵要静脉穿刺:临床研究表明,贵要静脉穿刺点选择在肱骨内上髁下 3cm 左右(约 2 横指)处最佳,此处贵要静脉位置较表浅,管径较大,属支较少,无重要毗邻神经、血管。外周静脉中心静脉置管,应首先考

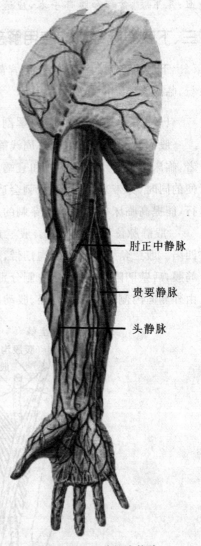

肘正中静脉

贵要静脉

头静脉

图 3-18 上肢的浅静脉

虑右侧贵要静脉,因经右侧贵要静脉穿刺路径短,损伤概率小。

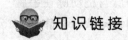 **知识链接**

输血静脉的选择

常用的输血途径是静脉内输血,成人最常用的是肘正中静脉、贵要静脉,次常用的是手背静脉和大隐静脉。对婴儿和儿童,较常用的是手背静脉和大隐静脉,对 1 岁以下的儿童可用头皮静脉。下肢静脉壁比上肢静脉壁厚,又容易发生痉挛,所以应尽量选择上肢静脉。为防止输入的血液在进入心脏前从手术部位的创面流失,凡头颈部和上肢的手术,应选择下肢静脉输血;凡下肢、盆部和腹部手术,应选择上肢或头皮静脉输血。

三、下肢静脉穿刺的应用解剖

下肢可穿刺的浅静脉有足背静脉网、大隐静脉、小隐静脉。下肢的深静脉与同名动脉伴行,临床常穿刺的静脉是股静脉。

(一)股静脉穿刺的应用解剖

股静脉穿刺术适用于外周浅静脉穿刺困难而又需要静脉采血或急救加压输液或输血的患者,临床上最常用于婴幼儿和衰竭患者的静脉采血或输液。股静脉穿刺在为患者治疗带来方便的同时,亦带来了风险,穿刺会造成临近组织和器官的损伤。因此,熟悉股静脉的位置和走行,能提高临床护士股静脉穿刺的成功率。

股静脉位于股三角内。股三角位于股前内侧上 1/3 部,呈一底向上、尖向下的倒三角形凹陷。股三角上界为腹股沟韧带,外下界为缝匠肌内侧缘,内下界为长收肌内侧缘,前壁为阔筋膜,后壁凹陷,自外侧向内侧分别为髂腰肌、耻骨肌和长收肌及其筋膜。股三角内主要结构由外侧向内侧依次为股神经、股动脉、股静脉和股管(图 3 - 19)。

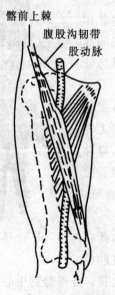
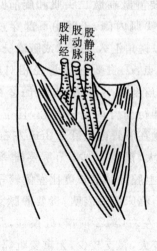

图 3 - 19　股三角、股动脉及股静脉

股静脉穿刺：在股三角内，股静脉位于股动脉的内侧，临床进行股静脉穿刺时应以搏动的股动脉为标志。股静脉穿刺部位选择在腹股沟韧带中部下方 2～3cm 处，扪准股动脉搏动最明显处并固定，于股动脉搏动内侧 0.5cm 处朝头侧方向进皮后与股动脉平行缓慢进针。

（二）大隐静脉穿刺的应用解剖

大隐静脉穿刺输血输液是急诊护理常用的方法，穿刺的成功与否直接影响抢救的成功率和治疗率。

大隐静脉起于足背静脉弓内侧缘，经内踝前方，沿小腿内侧伴隐神经上行，经膝关节后内侧，在大腿内侧面继续上行并渐转至前面，于耻骨结节外下方3～4cm处穿隐静脉裂孔注入股静脉（图3-20）。

大隐静脉的特点：①大隐静脉是全身最长的浅静脉，由下而上入股静脉。②该静脉经过内踝前方时位置表浅而固定，易于穿刺，因此大隐静脉常作为急诊中静脉穿刺的首选。③该静脉较上肢静脉有更多的静脉瓣，穿刺时应避开。

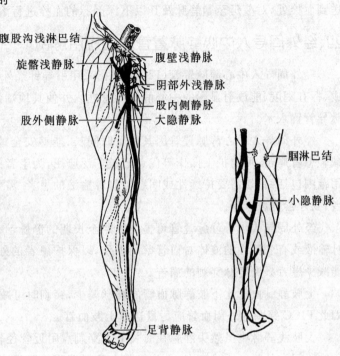

图 3-20 大隐静脉及小隐静脉

④老年体瘦患者皮肤干燥、松弛、皮下脂肪少，静脉充盈和弹性都较差，血管细而滑，不易固定，穿刺时应将皮肤绷紧，避开内踝突，进针时不要进深，在皮下潜行一段距离后刺入静脉。

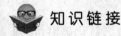 **知识链接**

小儿盲穿大隐静脉的方法

临床研究显示：在 3 个月至 1 岁的小儿，其内踝最高点至大隐静脉的垂直距离平均为 0.7 ± 0.1cm。在小儿静脉寻找困难时，可采用盲扎法对内踝处大隐静脉进行穿刺，能显著提高成功率。选择下肢大隐静脉盲穿的方法是：在护士左手示指上，从指尖至指腹中心约 0.7cm 的位置点做一标记，再将此位置点横向放在患儿内踝最高点上，然后指尖向前轻压患儿皮肤做一印记，此印记即可作为盲穿内踝大隐静脉的进针点。

（三）小隐静脉穿刺的应用解剖

小隐静脉起自足背静脉弓外侧缘，经外踝后方，沿小腿后面上行，至腘窝下角处穿深筋膜，再经腓肠肌两头之间上行，注入腘静脉（图3-20）。小隐静脉由于位于小腿的后方，静脉穿刺时需要俯卧位，不易护理，临床静脉输液较少用。

小隐静脉的特点：①小隐静脉在外踝后方位置表浅；②小隐静脉经小腿交通支与小腿深部的静脉（胫后静脉、胫前静脉）相通，在外踝上方 0～30cm 内有交通支 1～3 支占 96.8%；③小腿浅深静脉之间的交通静脉内有瓣膜，朝向深静脉，可将浅静脉的血液引向深静脉。临床上治疗小腿深部静脉的血栓时，常通过小隐静脉外踝段穿刺插管，通过交通支或小隐静脉，将药物送到血栓处，对蔓延至腘静脉及其以下深静脉的血栓进行溶解治疗。

四、经外周导入中心静脉置管术的应用解剖

经外周导入中心静脉置管（PICC）是指采用引导针经外周静脉穿刺，将 1 根由硅胶材料制成、标有刻度、能放射显影的中心静脉导管插入并使其顶端位于上腔静脉或下腔静脉内的深静脉导管置入术。

经外周导入中心静脉置管因其留置时间长、能够安全地输注刺激性药物、保护患者血管、减轻患者痛苦、可由护士操作等优点已被广泛应用，为患者提供了一条无痛性输液通道。其适用范围包括：一切需要持续性或间歇性静脉输液的患者；需要特殊输液、用药治疗者，如化疗患者、肠外营养患者等。

经外周导入中心静脉置管可提供中期至长期的静脉治疗；能减少长期静脉治疗和高渗静脉输液或有刺激性的液体对血管壁的损伤，以保护患者的外周静脉，达到安全治疗的目的；还能减少患者频繁静脉穿刺的痛苦。

上肢静脉血管比下肢静脉血管的静脉瓣少，穿刺时可减少静脉炎及静脉硬化的发生概率，因此 PICC 穿刺的外周血管应尽量选择上肢血管。

上肢浅静脉中虽然头静脉在肘关节下穿刺点附近管径较大，位置表浅，但头静脉在行经三角胸肌间沟处管径明显变窄，且头静脉在穿经锁胸筋膜后多以大于 20°的锐角汇入腋静脉，头静脉行程较贵要静脉长，这些都给导管进入增加了难度，增大了发生机械性静脉炎和血栓性静脉炎的概率；肘正中静脉在肘窝血管管径虽然较大，位置亦较表浅，但其汇入头静脉或贵要静脉的变异较多，汇入角度较大。因此，临床上外周静脉穿刺置管时，首选贵要静脉。

五、动脉采血技术的应用解剖

临床采集动脉血，通过动脉血气分析可监测有无酸碱平衡失调、缺氧和二氧化碳潴留，判断急、慢性呼吸衰竭的程度，为诊断和治疗呼吸衰竭提供可靠依据。动脉采血技术用于：各种疾病、创伤、手术所导致的呼吸功能障碍者；呼吸衰竭的患者，使用机械辅助呼吸治疗时；抢救心、肺复苏后，对患者的继续监测。临床常用穿刺的动脉有桡动脉、股动脉、肱动脉、足背动脉、头皮动脉等。

（一）桡动脉穿刺技术的应用解剖

临床上常选用桡动脉穿刺采集动脉血标本做血液气体分析，因其自肱动脉分出，与桡骨平行下降，其下部位置较浅，表面仅附以皮肤和筋膜，桡侧腕屈肌腱的外侧可摸到桡动脉的搏动。

传统的取血部位以桡动脉搏动最强处作为定标点行穿刺术，患者腕部伸直，掌心向上，手自然放松，平放于床上，常规消毒前臂掌侧腕关节上 2cm 处、穿刺部位的皮肤及操作者的左手示指、中指、无名指。操作者以左手示指、中指、无名指沿桡骨下端掌侧摸动脉。中指置搏动最

明显处，以示指与拇指固定皮肤进针。取血进针点以操作者的感觉来确定，由于桡动脉较细，搏动点为条索状，在较长一段均能触及搏动，取血位置误差较大。

临床研究表明：以桡骨茎突为基点，向尺侧移动 1.0cm，再向肘的方向上移 0.5cm 即为进针点，垂直快速进针取血，可缩短操作时间，定位误差在最低限度，一次穿刺成功率大大提高。

前臂近手侧由于皮下组织少，容易穿刺到骨膜，而骨膜上有较丰富的血管和神经，对疼痛敏感性高。以示指和中指置桡动脉搏动最明显处后，在沿该动脉方向向上延长 2～3cm 处（即掌横纹上方 5～6cm 的动脉搏动处）进针的方法，由于穿刺部位上移，皮下组织丰富，避免了对神经末梢和血管的刺激，从而减轻了患者的疼痛。又因改良前穿刺部位皮下组织少，易滑动，不易穿刺，而改良后由于血管上移，有较丰富的皮下组织，因此不易滑动，可提高穿刺成功率，提高血管利用率。

(二)股动脉穿刺技术的应用解剖

股动脉穿刺技术是血管介入治疗的基础环节，临床也常作为血气分析采血的首选部位。尤其对年纪幼小的患儿及循环衰竭的危重患者，股动脉因其血管粗壮、血流丰富，行穿刺采血术具有易定位、取血快速等优势。

股动脉穿刺时要求患者平卧，术侧大腿外展和旋外位，自腹股沟中点至收肌结节连线的上 2/3 为股动脉的体表投影。操作者可于腹股沟韧带（髂前上棘与耻骨结节体表连线位置）中点触及股动脉搏动。据患者体形胖瘦选择足够长度的针头，常规消毒穿刺部位及操作者左手示指、中指及无名指。令中指指尖位于股动脉搏动最强处，其余两指稍用力固定皮肤后抬起中指，以肝素化注射器于示指、中指之间股动脉搏动最强处垂直进针，见回血后即停止刺入，待采集足够量的动脉血后快速拔出穿刺针，同时左手中指准确按压穿刺点，右手将采有动脉血的注射器针头斜面刺入橡皮塞或软木塞内，以隔绝空气。

股动脉穿刺较其他部位的动脉穿刺术相比，此法不易止血。因动脉穿刺术术后的止血时间与该穿刺部位血管内压力呈正相关。从凝血机制看来，外源性凝血过程仅需 10～12 秒，内源性凝血时间为 5～10 分钟。穿刺点一般在术后 20 分钟内可凝血。血管壁、血小板、血液凝固对动脉止血起着非常大的作用。人工压迫是为了使血流减慢，血小板进一步沉积和黏附，同时使大量凝血因子被激活，形成凝血块而达到防止穿刺点出血的目的。临床研究表明，术后加压时间越长，发生术肢麻木的可能性越大，进而导致患者舒适的改变，甚至发生术肢静脉血栓的可能性。局部手压 15 分钟能达到预防穿刺部位出血和血肿的目的，止血效果满意。

(三)头皮动脉穿刺技术的应用解剖

小儿头皮动脉穿刺采血方法易固定，动脉血管多，直观，适合单独取血，穿刺成功率高，减轻了患儿痛苦，是一项符合临床需要，有利于护理工作的方法，能更好地为患儿服务。

头皮主要穿刺的动脉是颞浅动脉。颞浅动脉在外耳门前方，越过颧弓根部上行于颞部的皮下。在外耳门前方可摸到搏动，在此处压迫颞浅动脉可进行颞部及颅顶临时性止血。

患儿平卧，头下垫一小枕，使头部稍抬高，便于操作，选择好头皮动脉，以颞浅动脉为首选，固定头部，常规剃毛发、消毒皮肤，用 1ml 注射器（内含肝素钠溶液）接上特制小儿头皮针，排尽气体及多余的肝素钠溶液，行头皮动脉穿刺，取所需血量后立即拔针将针头插入橡皮塞内以隔绝空气,并轻轻转动针管。穿刺处消毒棉球按压止血。因小儿头皮较薄,动脉搏动明显,尤其颞浅动脉容易找到,故能准确穿刺,且不损伤皮肤组织。

(四)足背动脉穿刺技术的应用解剖

足背动脉通过处即足背内外踝中点,为胫前动脉的直接延续,向下行经姆短伸肌内侧及其深面。穿刺点选择足背动脉搏动最强处,穿刺时应将针头与皮肤呈 15°～20°角进针,且针尖斜面向下。足背动脉与肱动脉同属中动脉,其顺应性相同。平卧时足与心脏处于同一高度,故血液的压强相同;坐位时足背动脉水平低于肱动脉水平,足背动脉内所受压强明显增高。行穿刺术时既可卧位又可坐位,以便于血标本采集。

据报道,约有 4％～12％ 的正常人先天无法摸到足背动脉搏动,也有相关研究中发现有6％ 的健康老年人无法触摸到足背动脉搏动,分析原因与血管走向畸形有关,亦可能与老年人动脉系统发生正常老化等生理性因素有关,故不适用于选择足背动脉行穿刺采血。

(五)肱动脉穿刺技术的应用解剖

肱动脉是腋动脉越过背阔肌下缘之后的续动脉,伴正中神经沿肱二头肌内侧下行至肘窝深部。穿刺时上肢外展,掌心朝上,在肘窝部肱动脉位于肱二头肌肌腱的内侧可触及其搏动(测量血压时听诊处),选搏动最强处为穿刺点。穿刺手法同桡动脉穿刺。

 知识链接

动脉、静脉穿刺后止血方法的异同

动脉穿刺后,止血的压迫部位应在穿刺点的近心端,并暴露出穿刺点,以便观察出血情况,证实压迫是否有效。应用示指、中指及无名指的指尖或以拇指的指腹压迫,不宜垫纱布。压迫强度以不出血为准,压迫时间为 0.5 小时,如有出血应适当延长时间。

静脉穿刺后,止血压迫的部位在穿刺点的下方远端,压迫方法同动脉,时间为 15 分钟。

(陈　尚)

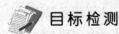 **目标检测**

1.何谓皮内注射术、皮下注射术? 皮内注射的部位位于何处? 为什么选择该处注射? 皮下注射的部位位于何处? 为什么选择该处注射?

2.全身可用作肌内注射的肌有哪些? 如何定位? 臀大肌与坐骨神经有何位置关系? 臀大肌肌内注射时应注意哪些结构?

3.患者,男,35 岁,因支原体肺炎住院治疗。医嘱:5％葡萄糖溶液 500ml,红霉素 0.5g,静脉滴注,每天一次。问:全身可穿刺的静脉有哪些? 各有何特点? 静脉穿刺部位位于何处?

4.经外周导入中心静脉置管常选择哪一条静脉? 为什么?

5.临床常穿刺的动脉有哪些? 如何定位?

第四章 患者的清洁护理的应用解剖

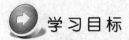

学习目标

【掌握】压疮的易患部位及其解剖特点。

【熟悉】口腔护理技术中口腔护理顺序及口腔的解剖特点;会阴部清洁护理的顺序及会阴部解剖特点。

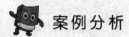

案例分析

患者,男,60岁,因"上消化道出血"入院治疗。入院后给予一级护理、禁食,每日口腔护理2次等。问:给患者做口腔护理要护理哪些部位? 顺序如何?

患者,男,70岁,体重80kg,因"脑出血"入院。患者意识不清,右侧肢体活动障碍。入院后一周,护士为其擦浴时发现骶尾部皮肤呈紫色,有小水泡,皮下可触及硬结,请问:患者皮肤发生了什么情况? 这种情况还可以发生在何处? 如何预防?

第一节 口腔护理技术的应用解剖

口腔护理属于基本护理技术。常应用于禁食、高热、昏迷、插胃管、手术后及口腔疾患等患者的护理。

口腔是病原微生物入侵机体的主要途径之一,保持口腔清洁可预防疾病的感染。口腔内存在的致病菌与非致病菌有300多种,每毫克牙垢中就存在10亿个以上的细菌,据此计算,口腔内常在的细菌总数可达几千亿个。当人体健康时,由于机体抵抗力强、唾液中溶菌酶的杀菌作用,以及饮水、进食、刷牙、漱口等活动,对细菌起到减少或清除作用,而不会引起口腔感染。当人体抵抗力下降,饮水进食减少或长期应用抗生素时,会引起口腔内的炎症、溃疡、真菌感染等疾患。做好口腔护理具有去除口臭、口垢,保持口腔清洁、湿润,预防口腔感染,促进食欲等功能。在口腔护理的同时,还可观察口腔中各器官的位置、形态是否有改变,从而有助于疾病的观察、诊断与治疗。为了更好地做好口腔护理,必须掌握口腔的有关解剖知识,才能更好地护理患者。

一、口腔的结构特点

口腔(oral cavity)是消化管的起始部,其前壁为上、下唇,侧壁为颊,上壁为腭,下壁为口腔底。口腔向前经口裂通向外界,向后经咽峡与咽相通。口腔内有牙、舌等器官(图4-1)。口腔借上、下牙弓(包括牙槽突和牙列)和牙龈把口腔分为口腔前庭和固有口腔两部分。当上、下牙列咬合时,口腔前庭仅可经第三磨牙后方的间隙与固有口腔相通。

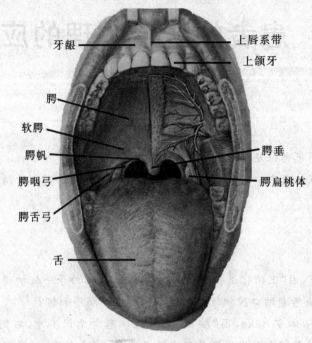

图 4-1 口与咽峡

(一)口唇

口唇分上唇和下唇,外面为皮肤,中间为口轮匝肌,内面为黏膜。口唇的游离缘是皮肤与黏膜的移行部称唇红。唇红是体表毛细血管最丰富的部位之一,呈红色,当缺氧时则呈绛紫色,临床称为发绀。在上唇外面中线处有一纵行浅沟称人中,为人类所特有。在上唇的外面两侧与颊部交界处,各有一斜行的浅沟称鼻唇沟。在口裂的两侧,上、下唇结合处为口角,口角约平对第1前磨牙。在上、下唇内面正中线上,分别有上、下唇系带从口唇连于牙根基部。

(二)颊

颊是口腔的侧壁,其构造与唇相似,即由黏膜、颊肌和皮肤构成。在上颌第2磨牙牙冠相对的颊黏膜上有腮腺管乳头,其上有腮腺管的开口。

(三)腭

腭(图 4-1)构成口腔的上壁,分隔鼻腔和口腔,腭分为前 2/3 的硬腭及后 1/3 的软腭。软腭的后份斜向后下,称腭帆。腭帆后缘游离,其中部有垂向下方的突起,称腭垂。自腭帆两侧向下方分别形成两条黏膜皱襞,前方的一对为腭舌弓,延续于舌根的外侧,后方的一对为腭咽弓,向下延至咽侧壁。腭垂、腭帆游离缘、两侧腭舌弓及舌根共同围成咽峡,是口腔和咽的分界处。

(四)牙

牙镶嵌于上、下颌骨的牙槽内,是人体最坚硬的器官,具有咀嚼食物和辅助发音等作用。

1. 牙的种类和排列

人的一生中，先后有两组牙发生，第一组称乳牙，第二组称恒牙。乳牙一般在出生后6个月时开始萌出，到3岁左右出齐，共20个。6～7岁时，乳牙开始脱落，逐渐更换成恒牙。恒牙中，第1磨牙首先长出，除第3磨牙外，其他各牙约在14岁左右出齐。唯有第3磨牙萌出时间最晚，通常到青春期才萌出，故又称迟牙或智牙。

根据牙的形状和功能，乳牙和恒牙均可分为切牙、尖牙和磨牙三种。但是恒牙又有磨牙和前磨牙之分。切牙、尖牙分别用于咬切和撕扯食物，磨牙和前磨牙则有研磨和粉碎食物的功能。乳牙共计20个。恒牙一般为32个。

2. 牙的形态

每个牙在外形上均分为牙冠、牙颈和牙根三部分（图4-2）。暴露在口腔内的部分，称牙冠。嵌于牙槽内的部分，称牙根。介于牙冠与牙根交界部分，称牙颈。每个牙根均有牙根尖孔，通过牙根管与牙冠内较大的牙冠腔相通。牙根管与牙冠腔，合称牙腔或髓腔。

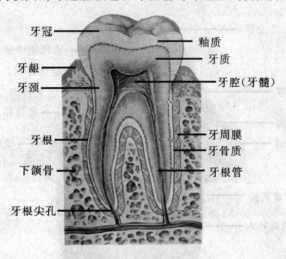

图4-2　牙的构造模式图（纵切）

3. 牙组织与牙周组织

牙由牙质、釉质、牙骨质和牙髓组成。牙质构成牙的大部分，呈淡黄色。在牙冠部的牙质外面覆有釉质，为人体内最坚硬的组织。正常所见的釉质呈淡黄色。在牙根及牙颈的牙质外面包有牙骨质，其结构与骨组织类似。牙髓位于牙腔内，由结缔组织、神经和血管共同组成（图4-2）。由于牙髓内含有丰富的感觉神经末梢，所以牙髓发炎时，可引起剧烈的疼痛。

牙周组织包括牙周膜、牙槽骨和牙龈三部分，对牙起保护、固定和支持作用。牙周膜是介于牙槽骨与牙根之间的致密结缔组织膜，具有固定牙根和缓解咀嚼时所产生压力的作用。牙龈是口腔黏膜的一部分，紧贴于牙颈周围及邻近的牙槽骨上，血管丰富，呈淡红色，坚韧而有弹性，因缺少黏膜下层，直接与骨膜紧密相连，故牙根不能移动。如果牙周组织发炎，易使牙松动。

知识链接

WHO 的"8020"计划

WHO 在 2001 年提出了"8020"计划,只要保护好牙齿,到 80 岁完全可以有 20 颗牙齿。保护好牙齿的关键是要清除菌斑,通常可用刷牙、使用牙线和专业人员洁治来清除菌斑,预防牙周疾病的发生。

(五)舌

1. 舌的外形

舌位于口腔底,是肌性器官,表面覆有黏膜。舌分舌尖、舌体和舌根三部分(图 4-3)。舌有上、下两面。舌的上面,称舌背,其后部可见"∧"形的界沟将舌分为前 2/3 的舌体和后 1/3 的舌根。舌体的前端,称舌尖。

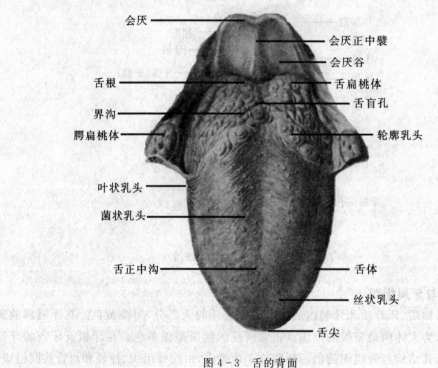

图 4-3 舌的背面

2. 舌的黏膜

舌黏膜呈淡红色,覆于舌的表面。在舌背根部的黏膜内,有许多由淋巴组织集聚成的突起,称舌扁桃体。舌下面的黏膜在舌的中线处有连于口腔底的黏膜皱襞,称舌系带。在舌系带根部的两侧有一对小圆形隆起,称舌下阜,是下颌下腺管和舌下腺大管的开口处。舌下阜向后外侧延续成舌下襞,舌下腺小管开口于处。舌有协助咀嚼、吞咽食物、感受味觉和辅助发音的功能。

3. 舌肌

舌肌为骨骼肌,分为舌内肌和舌外肌(图4-4)。舌内肌起、止均在舌内,有纵肌、横肌和垂直肌,收缩时可改变舌的形态。舌外肌起自舌外,止于舌内,共4对:上纵肌、舌横肌、下纵肌、颏舌肌。颏舌肌肌纤维呈扇状,两侧颏舌肌同时收缩,拉舌向前下方(伸舌);一侧收缩时使舌尖伸向对侧。如一侧颏舌肌瘫痪,伸舌时健侧颏舌肌收缩使舌外伸,而患侧颏舌肌不能收缩,故使舌尖歪向瘫痪侧。

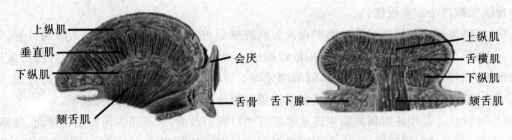

图4-4　舌肌

二、口腔护理中解剖结构的运用

在做口腔擦洗时动作要轻巧、细致,保持口腔黏膜的完整,避免不必要的损伤。特别对凝血功能差的,要防止碰伤黏膜及牙龈。

(一)口腔解剖结构知识在临床口腔护理中的应用

1. 观察患者神志

观察患者神志是否清晰,对神志清醒患者做好解释工作,使患者配合。

2. 安置好体位

根据患者不同的身体状况,采取半卧位或平卧位,头侧向护士侧。防止漱口时液体呛入患者的咽喉,特别是昏迷患者。

3. 观察口唇与口角

正常口唇的颜色应该是鲜红色的。口唇苍白,是贫血等疾病的表现;口唇发绀是缺氧的表现。注意口角有无溃疡,并湿润口唇与口角。如是昏迷患者在第3磨牙的后间隙用开口器撬开其上下颌牙。在观察口腔内部时,一手持压舌板轻轻撑开颊部,一手用手电筒观察口腔内的情况,取下义齿。

4. 清洁漱口

在漱口时注意患者的意识情况与配合能力,并采取正确的体位,切莫将漱口液呛入患者的咽喉中。昏迷患者禁忌漱口。

5. 正确擦洗

擦洗顺序从磨牙至切牙方向,左右颌牙擦洗顺序对称。依次从上颌牙外侧面,下颌牙外侧面,上颌牙内侧面,上颌牙咬合面,下颌牙内侧面,下颌牙咬合面进行擦洗。弧形擦洗颊部。由内向外擦洗舌面与舌下。弧形擦洗硬腭。在擦洗颊部与硬腭时,由于黏膜较薄,动作应轻柔,防止损伤出血。

6.观察口腔内部

注意牙齿的完整情况与健康状况。观察舌的颜色与舌苔情况。伸舌时活动有无异常,舌尖是否偏斜。观察口腔黏膜及舌黏膜有无充血、炎症、糜烂、溃疡、肿胀及舌苔颜色的异常变化等情况。

7.口腔护理方法

目前,口腔护理方法有擦拭法、冲洗法、冲洗加擦洗法和刷牙法等,临床常用前三种方法,其中冲洗加擦洗法效果最佳。

(1)棉球擦拭法 用相应的口腔护理液湿润棉球后,按一定的先后顺序清洁湿润口唇、牙齿各面、颊部、舌及硬腭。临床也有改用纱球擦拭法,纱球有孔,表面较粗糙,擦牙时能产生较大的摩擦力,纱球的方格线在移动时,能刮除牙面上的附着物,且纱球中的小孔能吸附牙面、牙缝的异物,从而起到清洁效果。纱球较棉球能更有效地清除牙面上的菌斑及软垢。

(2)冲洗法 是用注射器抽取生理盐水或其他口腔护理液,从不同方向对患者牙面、颊部、舌面、咽部、硬腭进行缓慢冲洗,边注边用吸引器将口腔内液体吸净。由于冲洗能使液体较均匀地分布到口腔各部位,通过液体不断地循环流动、振荡、冲击,使寄居或附着于口腔黏膜、舌、齿缝中的微生物吸附能力明显下降,容易随着冲洗液被吸出,从而达到彻底有效清洁口腔和预防肺部感染的目的。

(3)冲洗加擦洗法 单纯的应用口腔冲洗或口腔擦洗均无法有效去除牙菌斑或对口咽区等特殊部位进行彻底的清洁。因为传统的擦洗法存在棉球擦洗不到位的缺陷,而冲洗法是在不可见的状态下凭感觉盲冲,且凭借注射器的冲力是很难将黏附在黏膜表面的细菌及污物冲净。研究发现,使用生理盐水反复冲洗加甲硝唑(灭滴灵)棉球擦洗的新方法,可以减少口腔细菌定植,保持口腔清洁,防止口臭及口腔炎的发生。采用冲洗—擦洗—再冲洗的方法对经口气管插管患者进行口腔护理,由于反复冲洗,加上无菌生理盐水棉球擦洗达到了彻底清洁口腔的目的,可以减少口腔细菌定植,减少因口腔分泌物下移引起的相关性肺炎的发生。

牙刷是正常人保持口腔卫生的常用工具,也是去除牙菌斑、刺激黏膜最有效的用具之一。采用电动牙刷蘸氯己定(洗必泰)溶液对齿缝进行刷洗,再用酸性氧化电位水进行口腔冲洗,使清洁口腔彻底有效,能明显减少细菌数量,抑制细菌繁殖,防止口腔感染的发生。

(二)口腔解剖结构知识在日常卫生保健中的应用

要保持口腔卫生,刷牙是最好的方法之一。刷牙的目的是清除牙菌斑、软垢、食物残渣与色素沉着、保持口腔清洁,同时按摩牙龈,增进牙周健康。刷牙的方法有很多,无论哪种方法,牙齿各面均应刷到。

1.牙刷的选择

牙刷头不宜过大,刷毛最好是软而细的优质尼龙丝(回弹力好、吸水性差易干燥、耐磨性强),刷毛的顶端应选择磨毛、呈椭圆形的,刷柄要便于把握,过细过短都不适宜。

2.牙膏的选择

牙膏的种类很多,根据个人不同的口腔健康状况选用。预防与保健作用最好的是含氟牙膏。因为适量的氟化物可以降低牙釉质的溶解度,增强牙釉质晶体的结构强度,增强牙齿硬度,促进轻度脱矿牙釉质的再矿化,可起到预防龋齿的作用。但儿童慎用。儿童摄入氟化物过多,会对健康有不利影响。成人含氟牙膏的用量也不宜过多,每次用量约为黄豆大小即可。

3.定时刷牙

尽量在三餐后立即刷牙,可以防止食物残渣为牙齿表面的细菌提供营养。

4.刷牙的方法

目前,我们提倡较多的是"水平短距离颤动刷牙法"(即巴斯法):将刷毛置于牙齿和牙龈交界处,与牙面呈 45°角,水平轻轻颤动,然后顺牙缝上下刷,面面俱到不要遗漏;用刷毛的上端刷上下前牙内侧,牙齿的咬合面则要来回刷;最后别忘了刷舌面,使口气更清新。建议每天要刷牙两次,每次每个部位刷 10 次(来回 5 次),刷牙时间因人而异,但一般不应少于 3 分钟。

这种刷牙方法可以让刷毛伸入龈沟与牙邻面,对准牙菌斑最易附着的区域,短距离水平颤动,便可有效清除牙菌斑。

5.刷牙注意事项

正确的上下刷牙方式能保护牙龈,不采用横刷法。横刷法会造成牙根部过度磨损并造成牙龈的萎缩。还要注意上下切牙内侧和后磨牙的位置,避免形成牙石。牙缝间的食物残渣通过刷牙很难清除,会导致有害物质在牙缝深层的积存和腐败,刷牙后使用牙线可以彻底清洁牙齿。

要注意舌苔的卫生。但舌苔不能过度刷洗,经常用力刮舌苔,会损伤舌乳头,刺激味蕾,造成舌背部麻木,味觉减退、食欲下降。要使用特殊的舌苔刷来清洁舌苔。普通的牙刷会对舌苔造成损伤。

每半年或一年需要洁牙一次,并作全面口腔检查,使口腔问题消灭在萌芽状态。

 知识链接

危重脑卒中患者不同口腔护理方法效果观察

危重脑卒中患者口腔自洁能力下降、机体抵抗力降低、吞咽困难、咽反射消失、食物反流等原因,极易使病原微生物在口腔内寄居和迅速繁殖,不仅引起口腔的局部炎症、溃疡、口臭等并发症,甚至导致全身的严重感染。因此,加强危重脑卒中患者的口腔护理极为重要。临床对危重脑卒中患者口腔护理分为基础组和湿化组,基础组进行基础口腔护理,湿化组给予基础口腔护理＋口腔黏膜湿化。口腔黏膜湿化应用口腔清洁瓶装入无菌温生理盐水,在做完基础口腔护理后,给予口腔局部喷雾,保持口腔黏膜湿润。结果显示湿化组预后优于基础组,口臭、口腔溃疡、口腔炎、肺部感染发生率及口腔真菌、细菌感染率均低于基础组。说明口腔黏膜湿化可促进危重脑卒中患者口腔正常功能,减少并发症,改善预后,提高患者生活质量。

第二节　会阴部清洁护理的应用解剖

会阴部的清洁护理是临床工作中常用的护理技术,适用范围包括长期卧床患者、留置导尿管的患者、会阴及阴道手术后患者、产后 1 周内的产妇、急性外阴炎患者、长期阴道流血的患者。通过会阴护理可以减少会阴分泌物,保持患者会阴部清洁,去除异味,使患者舒适;防止会阴部伤口的感染,促进伤口的愈合;预防和减少生殖系统、泌尿系统的逆行感染。

为了更好地做好会阴护理,对于会阴部的解剖结构知识的学习非常必要。

会阴(perineum)通常指封闭小骨盆下口的所有软组织。以两侧的坐骨结节连线为界将其分为两个三角区。前方为尿生殖区,有尿道通过,女性还有阴道通过;后方为肛区,有直肠通过(图4-5)。

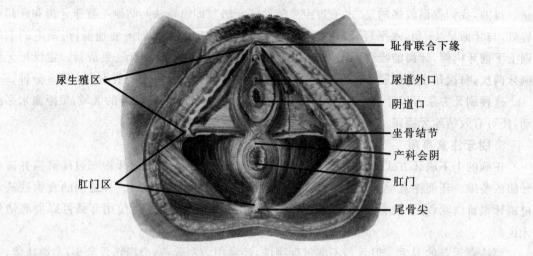

图4-5 女性会阴

一、女性会阴的解剖特点

女性会阴可以分为两部分,前部为尿生殖区,主要由女阴组成,后部为肛区,主要有肛门通过。

(一)女性外生殖器

女性外生殖器又称女阴(female pudendum),包括阴阜、大阴唇、小阴唇、阴道前庭、阴蒂、前庭大腺等(图4-6)。

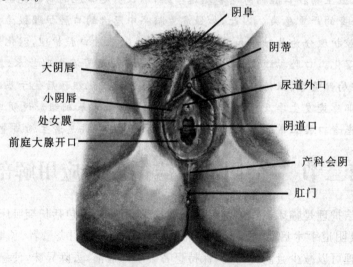

图4-6 女外阴

1. 阴阜

阴阜是位于耻骨联合前面的皮肤隆起，深面有较多的脂肪组织，青春期后长阴毛。

2. 大阴唇

大阴唇是一对纵行隆起的生有阴毛的皮肤皱襞。

3. 小阴唇

小阴唇位于大阴唇内侧，是一对较薄的皮肤皱襞，表面光滑无毛。两侧小阴唇的前端会合，形成阴蒂包皮。后端连合，形成阴唇系带。阴唇系带在产妇分娩时易造成撕裂，应注意保护。

4. 阴蒂

阴蒂位于小阴唇前端会合处，富含神经末梢，感觉敏锐。

5. 阴道前庭

阴道前庭是位于两侧小阴唇之间的舟状裂隙，阴道前庭的前部有尿道外口，其周围有尿道括约肌，可随意地控制排尿。后部有阴道口。由于女性的尿道外口接近阴道口与肛门，因此容易发生尿道感染。

6. 前庭大腺

前庭大腺为女性生殖管道的附属腺体。位于大阴唇后部的深面，形似豌豆，左右各一。其导管开口于阴道前庭。前庭大腺分泌黏液，润滑阴道口。

(二)狭义会阴

临床上，妇产科常将肛门与阴道口之间的软组织称为产科会阴，即所谓的狭义会阴。分娩时应注意保护，避免会阴撕裂(图 4-6)。

(三)肛门

肛门是消化道末端通于体外的开口，位于外生殖器的后方。平时紧闭呈一前后纵裂，排便时扩张呈圆形，直径大约 2~3cm。肛门部的皮肤呈黑色，皮内有行囊、汗腺及皮脂腺，常因肌肉收缩，形成许多放射形的皱襞(图 4-6)。

二、男性会阴的解剖特点

男性会阴部分为前部的外生殖器和后部的肛门两部分。男性外生殖器主要分为阴囊和阴茎两部分(图 4-7)。

(一)男性外生殖器

1. 阴囊

阴囊(scrotum,图 4-7)为一皮肤囊袋，位于阴茎的后下方，容纳睾丸、附睾和输精管的起始部。阴囊皮肤薄而柔软，富有伸展性。正中有一纵行的阴囊缝。阴囊壁由浅层的皮肤和深层的肉膜组成。肉膜内含平滑肌纤维，平滑肌的舒缩可使阴囊皮肤舒展或皱缩，并可调节阴囊内温度，使其保持在低于体温 1~2℃，以适应精子的发育。

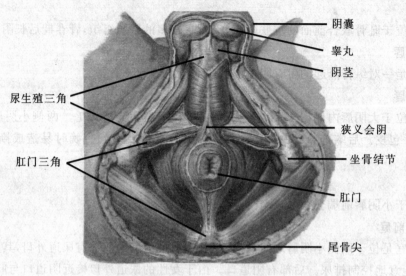

图 4-7　男性会阴

2. 阴茎

阴茎(penis)分为前端的阴茎头、中间的阴茎体和后端的阴茎根三部分。阴茎头游离,阴茎体悬垂于耻骨联合前下方,阴茎根固定于耻骨弓。阴茎由两条位于背侧的阴茎海绵体和一条位于腹侧的尿道海绵体构成,外被筋膜和皮肤(图 4-8)。尿道海绵体内有尿道纵行穿过。它的前端膨大,即阴茎头,有呈矢状位的尿道外口。阴茎的皮肤薄而柔软,皮肤在阴茎前端形成双层的环形皱襞,称阴茎包皮。包皮与尿道外口下端相连的皮肤皱襞,称包皮系带。行包皮环切术时,不能伤及包皮系带。在成人,如包皮过长,包皮口过小不能上翻露出阴茎头时,称包茎,须作手术治疗。

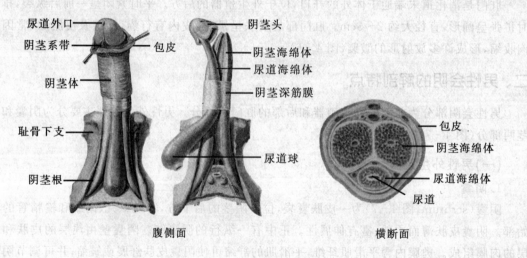

图 4-8　阴茎

（二）狭义会阴

将肛门与阴茎之间的软组织称为男性狭义会阴。

（三）肛门

见女性肛门。

三、会阴护理中的解剖结构应用

（一）会阴解剖结构知识在临床会阴护理中的应用

在做会阴护理前，首先了解患者的全身情况，对于免疫力低下、糖尿病、妊娠期、大量使用抗生素、长期卧床、留置导尿管的患者，容易患外阴炎、阴道炎或尿路感染。评估患者的配合能力，并在会阴护理中认真观察患者会阴部是否有伤口、感染、痔疮、分泌物外溢或异味等情况。由于会阴部皮肤较薄，尤其是黏膜更薄，操作过程中动作要轻柔。要正确辨认尿道外口、阴道口和肛门的位置关系，因尿道是无菌的，在操作过程中，严格注意操作顺序与手法，切莫把细菌带入尿道。

会阴部擦洗要注意擦洗顺序。擦洗顺序为：第1遍时自上而下，自外而内，初步擦洗会阴部的污垢、分泌物和血液等；第2遍的顺序为自内向外，或以伤口为中心向外擦洗。一个棉球限用一次。可根据患者情况增加擦洗次数，直至擦净。具体擦洗步骤见图4-9：1阴阜→2大阴唇→3小阴唇→4尿道口→5阴道口→6肛门。

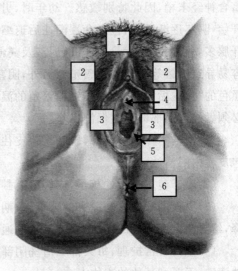

如会阴部有伤口，在擦洗时应注意观察伤口有无红肿，分泌物的性状，伤口愈合情况。发现红、肿、硬结者通知医师及时处理。可用50%硫酸镁湿热敷或红外线照射等理疗。有阴道口侧切伤口者，指导健侧卧位，以保持伤口清洁干燥。对留置导尿管的患者，应注意导尿管是否通畅，避免脱落或打结。

图4-9　会阴擦洗顺序

（二）会阴解剖结构知识在日常卫生保健中的应用

1. 做好女性会阴部卫生保健

女性阴部有着特殊的生理解剖结构，外阴部由于大小阴唇的闭合，能防御外邪入侵阴道，而且阴道有自洁功能。阴道内有多种菌群存在，其中乳酸菌占优势，维持阴道内酸性环境，抑制其他致病菌的生长，使阴道内菌群平衡，保持阴道卫生。每天的阴道冲洗会打乱阴道内菌群平衡，酸碱度变化，而利于致病菌的生长，致使阴道炎的发生。因此，要采用正确的会阴部清洁方法才能起到预防与保健作用。

（1）用凉或温白开水清洗外阴，2～3天一次。每次清洗时最好是流水，可以买一个阴道冲洗器向阴部喷水。清洗顺序是从前向后，大小阴唇，阴道口→肛门。有条件每天洗澡一次者，随洗澡时清洗一下外阴即可，不必另洗。

（2）有性生活者，每次性生活之前，最好双方清洗外生殖器。此外，要固定性伴侣，当对方有外生殖器炎症时，暂不要与之同房，或用避孕套。

（3）经期卫生巾要常换。选择透气性好的卫生巾。平时最好不要垫护垫，勤换内裤即可。

（4）内衣内裤要选择棉质的，要单洗，阳光照晒。脚气患者睡觉时固定被褥的铺盖顺序，不要把内衣内裤放在脚头。

（5）平时生活中，被褥要经常晾晒，室内要通风。

（6）加强体育锻炼，增强身体素质。

2. 做好婴儿会阴部的卫生保健

婴幼儿的尿布容易受大小便残留的液体、残渣污染，且会阴皮肤非常娇嫩，容易造成红肿或破碎；抵抗力又差，极易引起会阴部的感染，因此要勤换尿布，及时地按正确的顺序清洗会阴，保持会阴部的清洁。洗过以后要及时擦干水分，让阴部时刻保持干净清爽。等会阴部完全晾干后再垫尿布。

3. 做好男性会阴部卫生保健

男性会阴部兼有排泄和生殖功能，包括阴茎、尿道外口、包皮、阴囊、腹股沟和肛周。龟头富含神经末梢，因此特别敏感。幼年时，男性阴茎的包皮会将阴茎头盖住。随着青春期发育的开始，阴茎逐渐增大，包皮会逐渐往后退缩，露出部分或整个阴茎头。阴囊、阴茎皮肤皱褶多，汗腺多，分泌力强，大量的汗液、尿液及粪便残渣易污染到阴茎、阴囊和会阴区，如果通风不畅，容易导致细菌等微生物的繁殖。另外，阴茎头部冠状沟内相当容易积淀脏物，形成白色甚至紫黑色的"包皮垢"。包皮垢是细菌繁殖的温床，它很容易导致包皮和阴茎头发炎。因此，男性也必须做好会阴部的卫生保健工作。

（1）清洁男孩的会阴部，轻轻将包皮往上推送，露出龟头，然后用软毛巾轻轻清洗，以保持包皮囊内的清洁。

（2）对于包皮过长的孩子，应轻轻上翻包皮至冠状沟处，将包皮垢一并清除。

（3）男孩的睾丸喜欢凉爽的环境，长期处于温度过高的环境将可能导致制造精子的能力下降，给男宝宝穿宽松的裤子，保持下身的通风、干燥。

（4）坚持日常护理，每天都要清洗阴部。小内裤一定要每天更换，清洗内裤的时候，最好单独清洗，不要和其他的衣物混在一起。

第三节　压疮的预防和护理的应用解剖

一、压疮的概念

压疮是身体局部组织长期受压，血液循环受到阻碍，不能适当供给皮肤和皮下组织所需营养，以致局部组织失去正常功能而形成的溃烂和组织坏死，又称压力性溃疡，它是临床常见的并发症之一。

一般来说，长期卧床、体质衰弱、翻身不便及肢体感觉迟钝者易患压疮，临床上多见于以下三类患者：昏迷及瘫痪患者、卧床不起体质衰弱的患者、骨折后长期固定或卧床的患者。

据统计,体位受限患者中并发压疮的发病率为6%～54%,本症除了增加患者痛苦,延迟痊愈时间外,可导致继发感染,引起败血症,危及生命。因此,预防压疮是护理工作的重点。

二、压疮的好发部位

正常人体毛细血管动脉端压力为4.26kPa左右,实验表明,如局部受压超过上述压力,而且持续时间超过2小时,局部皮肤、脂肪、纤维结缔组织和肌细胞即可出现不可逆的缺血性改变,最后导致坏死而形成临床上的压疮。

压疮好发于受压和缺乏脂肪组织保护、无肌肉包裹或肌层较薄的骨隆突处。根据卧位不同,好发部位也有所不同。

(一)仰卧位压疮好发部位

仰卧位压疮好发于枕骨粗隆、肩胛骨、肘部、骶尾部、足跟等处,最常发生于骶尾部(图4-10)。

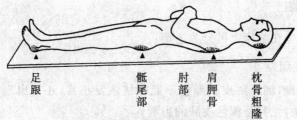

图4-10　仰卧位压疮好发部位

(二)侧卧位压疮好发部位

侧卧位压疮好发于耳郭、肩峰、肘部、肋骨、髋部、股骨大转子、膝关节内外侧、内外踝、足外侧缘等处(图4-11)。

(三)俯卧位压疮好发部位

俯卧位压疮好发于面颊、肩峰、女性乳房、男性生殖器、肋缘突出部、髂前上棘、膝前部、足尖等处(图4-12)。

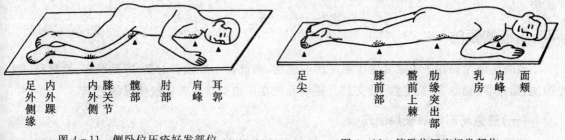

图4-11　侧卧位压疮好发部位　　　　图4-12　俯卧位压疮好发部位

(四)坐位压疮好发部位

坐位压疮好发于枕外隆突、肩胛骨、肘部、骶尾部、坐骨结节、足跟等处(图4-13)。

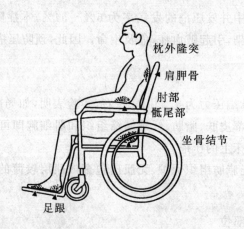

枕外隆突

肩胛骨

肘部
骶尾部

坐骨结节

足跟

图 4-13 坐位压疮好发部位

三、压疮的临床分期

根据病理变化,压疮在临床上可分为 4 期:

(一)Ⅰ期(淤血红润期)

皮肤完整,出现红斑,解压后皮肤颜色不能很快恢复正常,还可出现受压局部皮肤发白、肿、热,出现硬结或硬块,尤其是深色皮肤的患者。

(二)Ⅱ期(炎症浸润期)

表皮甚至深及真皮的受压部位皮肤破损。溃疡比较浅表,临床表现为皮肤擦破、出现水疱。

(三)Ⅲ期(浅度溃疡期)

全层皮肤受损,包括皮下组织的损伤或坏死。可能延伸至下方筋膜,但不穿透。

(四)Ⅳ期(深度溃疡期)

组织广泛受损。组织坏死,深入至骨骼、肌肉或肌腱组织,同时伴有或不伴有全层皮肤丧失。

四、压疮的预防

预防压疮主要在于消除其发生的原因与诱因,因此护士要做到七勤,即勤观察、勤翻身、勤擦洗、勤按摩、勤整理、勤更换、勤交班。还应养成在床边交接患者皮肤情况的习惯。

(一)避免局部组织长期受压

鼓励和协助卧床患者经常更换卧位,一般每 2 小时翻身一次,必要时可将间隔时间缩短。翻身时应抬起患者,注意避免拖、拉、推等动作。患者身体空隙处垫软枕、海绵垫,可使用气垫压、水压等,从而降低骨突出处所受的压力。不宜使用可引起溃疡的圈状垫,如橡胶气圈和棉圈。对使用石膏、夹板、牵引固定的患者,要检查衬垫是否平整、位置是否适当。还应随时观察局部和肢端皮肤颜色改变。

仰卧位时,骶部和脚跟压力最大,可以在脚跟处加一衬垫,对于骶部要注意在抬高床头时,骶部与床产生摩擦(剪力),亦容易形成压疮。侧卧位时,大转子的压力最大,也最容易形成压疮,要注意将下面的腿屈髋屈膝 20°,上面的腿屈髋屈膝 35°,确保两脚位于身体中线前或适当缩短侧卧位的时间。手术后最常采用的体位是俯卧位,此位置膝关节是最容易受累的部位,其次是髂前上棘、胫骨前缘、脚背及脚趾。

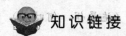 **知识链接**

预防压疮口诀

勤翻身,勤擦洗,床铺需要勤整理。勤按摩,勤更换,定时翻身促循环。翻身时,轻抬起,避免拖拉擦破皮。

(二)避免局部理化因素的刺激

避免潮湿、摩擦、尿便等刺激,分泌物多的患者应及时擦洗;不可让患者直接卧于橡胶单(或塑料布)上,严禁使用破损的便盆。

注意皮肤清洁卫生,保持皮肤干燥,避免皮肤过度暴露。过度肥胖者要减肥,控制体重,少吃甜食和碳水化合物,增加活动、运动。经常洗澡,勤换内衣、床单,服装宜宽松肥大,避免过紧,也要注意防止皮肤过于干燥,寒冷时注意皮肤保暖,以改善皮肤代谢。

(三)增进局部血液循环

经常查看受压部位,定期用 50% 乙醇或红花酒精按摩。

1. 手法按摩

(1)全背按摩　协助患者俯卧或侧卧,暴露并观察背及臀部,先用热水擦洗清洁背部。按摩者站在患者的右侧,两手蘸少许的按摩液,从患者骶尾部开始,沿脊柱两侧向上按摩,至肩部后以环形动作向下按摩,回到尾骨处(图 4-14)。如此反复数次。再用拇指指腹蘸少许按摩液由骶尾部沿脊柱按摩至第七颈椎。

(2)局部按摩　用 50% 乙醇,以手掌大小鱼际紧贴患者皮肤呈环形按摩,压力由轻到重,再由重到轻,每次 3~5 分钟。

2. 电动按摩器按摩

可根据不同部位,选用合适的按摩头,用电动按摩器按摩。

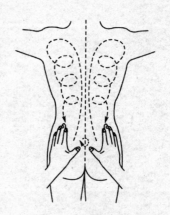

图 4-14　背部按摩法

(四)改善营养状况

病情许可应给予患者高蛋白、高维生素膳食,同时适当补充矿物质,如口服硫酸锌以增强机体抵抗力和组织修复能力,还可促进慢性溃疡的愈合。

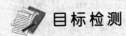目标检测

1. 口腔的主要结构有哪些？给患者口腔护理时顺序如何？

2. 会阴部的主要结构有哪些？会阴部护理的顺序如何？

3. 不同体位时,压疮易发何处？如何预防压疮的发生？

（施曼娟　何叶成）

第五章 临床常用插管术的应用解剖

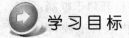

学习目标

【掌握】胃置管术的途径及应注意的解剖结构;导尿术的途径及应注意的解剖结构。

【熟悉】灌肠术的途径及应注意的解剖结构。

【了解】气管插管的途径及应注意的解剖结构。

案例分析

患者,男,38岁,因交通事故入院。目前患者神志不清,意识昏迷。医嘱给予鼻饲。请问:鼻饲导入的途径有哪些? 为该患者插胃管时要注意哪些结构? 如何提高成功率? 如何证实胃管插入胃内?

患者,女,75岁,有糖尿病病史十余年。近半年来发现排尿时感到无力,费劲。下午以下腹胀痛入院,自诉今日排尿少,下腹胀痛。医嘱给予导尿治疗。问:女性尿道的特点有哪些? 导尿时要注意何结构?

第一节 气管插管的应用解剖

气管插管是抢救心跳呼吸骤停患者的一项重要措施和急救技能,是心肺复苏过程中的关键措施,还广泛用于麻醉实施过程中。通过气管插管达到保持呼吸道通畅,减少解剖死腔,便于清洁气管、支气管内的分泌物,并为患者给氧,呼吸机使用及气管内给药等提供条件。

气管插管有经口和经鼻插管两种途径。经口插管优点:易于插入,适于急救;管腔大,便于吸痰,气道阻力小。经口插管缺点:容易移位、脱出、不易耐受,不易长时间使用;不便于口腔护理,可引起牙龈和口腔出血。经鼻插管优点:易于固定,不易脱出,便于口腔护理;留置时间较长。经鼻插管缺点:不易迅速插入,不易用于急救;易发生鼻出血、鼻骨折;可发生鼻窦炎、中耳炎;管腔较小,吸痰不方便等。

气管插管经口腔或鼻腔进入咽,再经喉口进入喉,由喉向下进入气管。熟悉口腔、鼻腔、咽、喉和气管的解剖结构,有利于气管插管的顺利进行,也减少口腔、鼻腔和喉腔黏膜的出血。鼻腔、咽的解剖结构见插胃管的应用解剖内容。

一、口腔的解剖特点

口腔前界借口裂与外界相通,后界经咽峡通咽,两侧界为颊;上界是腭,与鼻腔相邻;下界是口腔底,由皮肤、舌骨上肌群和口腔黏膜组成。腭构成口腔的顶,鼻腔的底。腭可分为前2/3

的硬腭及后 1/3 的软腭。软腭后缘游离,其中部有一向下的乳头状突起,称腭垂,又称悬雍垂。自腭垂向两侧形成前、后两对弧形皱襞:前方的一对延伸至舌根的外侧,称腭舌弓;后方的一对延伸至咽侧壁,称腭咽弓。腭垂、两侧腭舌弓和舌根共同围成咽峡,是口腔与咽的相通处,气管插管通过该狭窄处,容易损伤该处的黏膜。

二、喉的解剖特点

喉位于颈前部中份,喉咽的前方,成人约平第 4～6 颈椎高度。上以喉口开口于喉咽,下连气管。喉由软骨作支架,以关节、韧带和肌肉连结,内面衬以黏膜。喉的内腔称喉腔,内衬黏膜。喉腔侧壁黏膜形成上、下两对矢状位的黏膜皱襞,上一对为前庭襞,其间的裂隙称前庭裂;下一对为声襞,其间的裂隙称声门裂(图 5-1)。

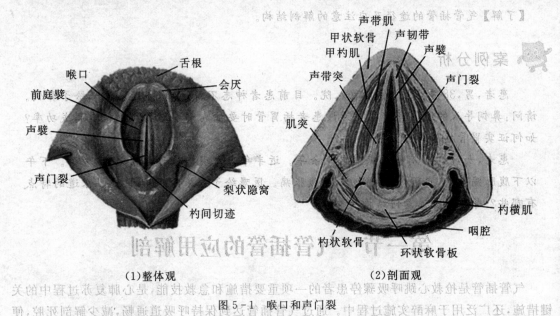

(1)整体观   (2)剖面观

图 5-1 喉口和声门裂

喉腔内的声门裂是喉腔最狭窄的部位,气管插管容易损伤;声襞及其襞内的声韧带和声带肌构成声带,气流通过此处引起声带振动而发音;声门下腔的黏膜下层组织比较疏松,炎症时易发生水肿,严重时导致声门裂变窄,影响发音和呼吸,尤其是小儿的喉腔狭小,喉水肿时容易引起喉阻塞,造成呼吸困难。

三、气管和主支气管的解剖特点

气管上起环状软骨的下缘,向下至胸骨角平面分为左、右支气管(图 5-2),由 14～18 个气管软骨环构成;成人男性平均长 10.31cm,女性平均长 9.71cm,分为颈部和胸部。气管的分杈处称气管杈,在其内侧有一向上突出并略偏向左侧的半月状嵴称气管隆嵴,是支气管镜检查的重要标志。主支气管由气管分出后,斜行向外,经肺门入肺。右主支气管可视为气管的直接延续,长约 2～3cm,粗短且走向陡直;左主支气管长约 4～5cm,细长且走向倾斜,因此,落入气管的异物多坠入右主支气管。

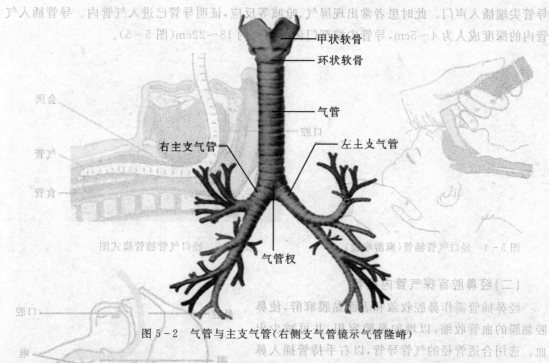

甲状软骨
环状软骨
气管
右主支气管
左主支气管
气管权

图 5-2 气管与主支气管(右侧支气管镜示气管隆嵴)

四、气管插管的途径及应注意的解剖结构

气管插管有经口和经鼻气管插管,插管经口腔或鼻腔插入咽,再经喉口进入喉,由喉向下进入气管。有下列几种情况时,不能进行气管插管,即使根据病情需要插管,也要密切注意相关的解剖结构,以免加重病情:①喉前庭黏膜水肿、急性喉炎、喉黏膜下血肿,插管损伤可引起严重出血,不宜插管,除非急救;②呼吸道不全梗阻者有插管适应证,禁忌快速插管,以免导致呼吸道损伤;③有出血性血液病患者,插管损伤易诱发喉前庭、声门或气管黏膜下出血或血肿,继发呼吸道急性梗阻;④主动脉瘤压迫气管者,插管可能导致主动脉瘤破裂。

(一)经口插管法

给患者取平卧位,将患者头后仰,必要时肩下垫小垫枕,使口轴线、咽轴线和喉轴线尽量呈一直线(图 5-3)。

双手将下颌向前、向上托起,使口张开,或以右手拇指对着下齿列、示指对着上齿列,借旋转力量使口腔张开。左手持喉镜柄将喉镜片由右口角放入口腔后缓慢推进,可见到悬雍垂。将镜片垂直提起前进,直到会厌显露(图5-4)。挑起会厌,以显露声门。以右手拇指、示指及中指如持笔式持住导管的中、上段,由右口角进入口腔,直到导管接近喉口时再将管端移至喉镜片处,同时双目经过镜片与管壁间的狭窄间隙监视导管前进方向,准确轻巧地将

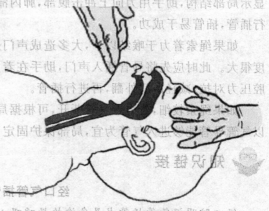

图 5-3 气管插管体位

导管尖端插入声门。此时患者常出现屏气、呛咳等反应,证明导管已进入气管内。导管插入气管内的深度成人为 $4\sim5cm$,导管尖端至门齿的距离约 $18\sim22cm$(图 5-5)。

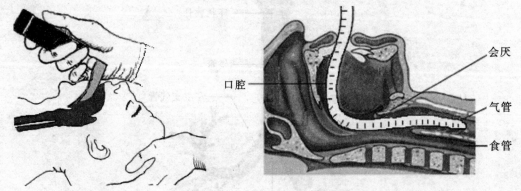

图 5-4 经口气管插管(麻醉喉镜)   图 5-5 经口气管插管模式图

(二)经鼻腔盲探气管内插管

经鼻插管需作鼻腔收敛和表面黏膜麻醉,使鼻腔黏膜的血管收缩,以增加鼻腔容积,并可减少出血。选用合适管径的气管导管,以右手持管插入鼻腔。在插管过程中边前进边侧耳听呼出气流的强弱,同时左手调整患者头部位置,以寻找呼出气流最强的位置。在声门张开时将导管迅速推进。导管进入声门感到推进阻力减小,呼出气流明显,有时患者有咳嗽反射,表明导管插入气管内(图

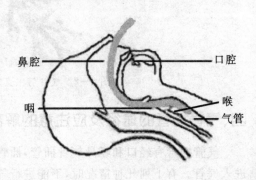

图 5-6 经鼻插管模式图

5-6)。如导管推进后呼出气流消失,为插入食道的表现,应将导管退至鼻咽部,将头部稍仰使导管尖端向上翘起,可对准声门利于插入。

(三)给自缢患者插管

如果绳索着力于喉结之上者,大多造成舌骨骨折、喉口内翻、喉水肿、喉前庭黏膜下血肿等,喉周围解剖结构严重损毁,解剖标志消失,插管困难。需将患者放地后,用喉镜轻挑咽部,显示局部结构,助手用力向上冲击腹部,肺内滞留气体可冲开内翻的声门及会厌口,此时再进行插管,插管易于成功。

如果绳索着力于喉结以下,大多造成声门外翻、气管内出血、严重气管移位或畸形、插管难度很大。此时应先将导管插入声门,助手在着力点下方采用注射针头,穿刺气管放气,减轻胸腔压力对抗,减轻声门外翻,再进行插管。

如果绳索较细,着力点气管断开,可根据局部解剖部位及具体情况,向上或向下延伸创口,以气管导管能够进入气管为宜,局部保护固定。

 知识链接

经口气管插管术的并发症

经口腔明视气管插管术是急诊抢救呼吸心搏骤停、呼吸衰竭、呼吸肌麻痹和呼吸抑制等患

者最常用的抢救方法之一。由于患者术后不能进食，吞咽、咀嚼功能受限，口腔处于经常开放状态，易造成口腔黏膜干燥，唾液分泌减少，口腔自洁能力下降，会使大量细菌在口腔内生长繁殖；患者往往病情危重、病程长，机体免疫力低下，又增加了口腔感染的机会；同时，由于经口气管插管行机械通气患者，定植在口咽部的细菌常通过误吸进入肺内，易发生呼吸机相关性肺炎。此外，气管插管由于导管和牙垫的存在，给口腔护理带来了诸多不便。因此，如何做好经口气管插管患者的口腔护理，减少口腔疾病的发生，是护理工作者应该重视的问题。

第二节　胃置管术的应用解剖

　　胃置管术是一项常用的护理操作技术，可用于鼻饲、洗胃、抽取胃液，又是临床上大部分胸、腹部手术和头颅重伤患者的术前准备之一。

　　胃管由鼻腔插入，经鼻前庭、固有鼻腔、鼻咽部、口咽部、喉咽部、食管到达胃内。当一定硬度的胃管经过鼻腔、咽和食管时，可造成鼻腔、咽部和食管狭窄处的局部黏膜水肿和黏膜损伤，尤其是在反复插胃管时。胃管经咽部时，易刺激迷走神经引起恶心、呕吐，使胃管很难通过咽部，胃管易盘曲于口腔或将胃管呕出。插胃管还可误入气管，给患者带来痛苦，加重患者对操作的恐惧心理。因此，熟悉胃管插入途径的解剖结构及其特点，有利于胃管的插入。

一、鼻腔的解剖特点

　　鼻腔可分为鼻前庭和固有鼻腔两部分，鼻前庭与固有鼻腔借鼻阈相隔。每侧鼻腔的鼻前庭与固有鼻腔不是水平方向走行，两者弯曲形成一定的角度，近乎垂直。鼻腔的顶壁狭窄，底壁较宽；外侧壁复杂，有上鼻甲、中鼻甲、下鼻甲突向鼻腔，鼻甲的下方各有一裂隙为上鼻道、中鼻道和下鼻道（图5-7）；内侧壁即鼻中隔，常偏向一侧或呈"S"状偏曲，使两侧鼻腔常不对称。鼻腔的黏膜内有丰富的海绵状静脉丛，鼻中隔前下方有丰富的血管吻合丛，是鼻出血的好发部

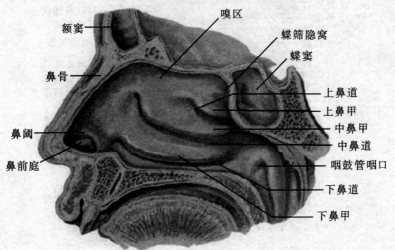

图5-7　鼻甲与鼻道

位,又称易出血区(Little区)(图5-8)。下鼻道的前部有鼻泪管的开口。

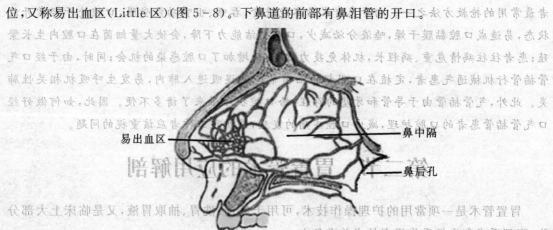

图5-8 鼻中隔易出血区

二、咽的解剖特点

咽是前后扁平几乎呈垂直位的漏斗形肌性管道,全长约12cm;咽前壁不完整,自上而下借鼻后孔、咽峡和喉口分别与鼻腔、口腔、喉腔相通;咽以软腭及会厌上缘为界,分为鼻咽、口咽和喉咽三部分(图5-9);喉咽向前通喉腔,下与食管相连,吞咽时会厌关闭喉口,食物经喉咽进入食管。

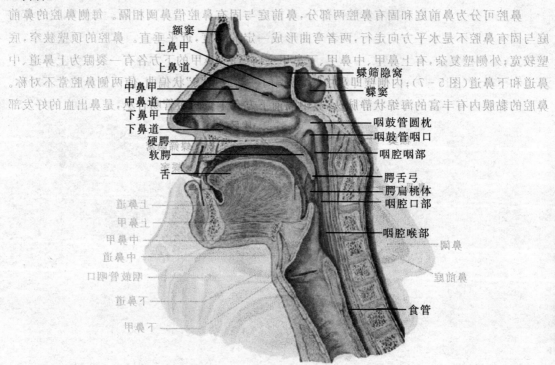

图5-9 咽侧壁

咽壁由黏膜、黏膜下层、肌层和外膜构成。黏膜续鼻腔、口腔黏膜,咽肌为骨骼肌,外膜为薄层纤维膜,覆盖于咽肌表面;咽部的黏膜有舌咽神经和迷走神经的咽支共同组成的咽丛分布,对刺激极为敏感,插胃管时胃管对该部黏膜的刺激会引起患者恶心、干呕、呕吐,致使胃管盘曲在口腔或咽喉部,造成插管困难或插管失败。反复插管致患者反复恶心、呕吐,也是造成局部黏膜水肿和黏膜损伤的主要原因。因此,插胃管前最好从鼻孔滴入麻醉药,减轻胃管对咽部黏膜神经丛的刺激,减轻恶心、呕吐的症状,从而提高插胃管的一次成功率。

咽肌为骨骼肌,包括咽缩肌和咽提肌(图5-10)。咽缩肌包括上、中、下三部分,呈叠瓦状排列,即咽下缩肌覆盖于咽中缩肌的下部,咽中缩肌覆盖于咽上缩肌的下部。当吞咽时,各咽缩肌自上而下依次收缩,将食物推向食管。咽提肌位于咽缩肌的深面,肌纤维纵行,起自茎突(茎突咽肌)、咽鼓管软骨(咽鼓管咽肌)、腭骨(腭咽肌),止于咽壁及甲状软骨上缘。咽提肌收缩时,上提咽和喉,舌根后压,会厌封闭喉口,食团越过会厌,经喉咽进入食管。

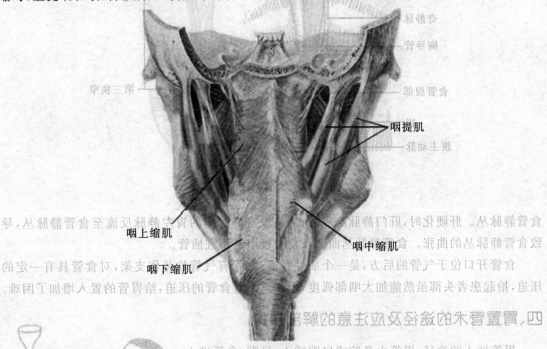

图5-10　咽肌的后面

三、食管的解剖特点

食管全长约25cm,上端于第6颈椎下缘续咽,下端约于第11胸椎体左侧连于胃。

食管有三个生理性狭窄:第一个狭窄在食管的起始处,距中切牙约15cm;第二个狭窄在食管与左主支气管交叉处,距中切牙约25cm;第三个狭窄在食管穿过膈的食管裂孔处,距中切牙约40cm(图5-11)。第一个狭窄距前鼻孔约17cm;第二个狭窄距前鼻孔约27cm;第三个狭窄距前鼻孔约42cm。这些狭窄是异物滞留和食管癌的好发部位,也是插胃管容易损伤的部位。食管插管时,要注意这三个狭窄,以免损伤食管壁。

食管从内向外可分四层,即黏膜、黏膜下层、肌层和外膜。黏膜下层含有食管腺和丰富的

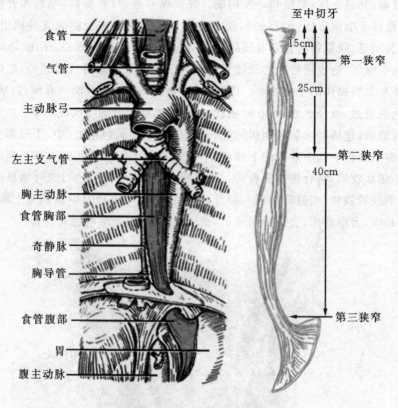

图 5 - 11 食管的三个狭窄

食管静脉丛。肝硬化时,肝门静脉高压,血液从没有静脉瓣的胃左静脉反流至食管静脉丛,导致食管静脉丛的曲张。食管静脉丛曲张及食管梗阻者不宜插管。

食管开口位于气管的后方,是一个肌性管道,气管有气管软骨作支架,对食管具有一定的压迫,抬起患者头部虽然能加大咽部弧度,但加重了对食管的压迫,给胃管的置入增加了困难。

四、胃置管术的途径及应注意的解剖结构

胃管插入的途径:胃管由鼻腔或口腔插入,经咽、食管进入胃内(图 5 - 12)。

插入胃管的长度约 45～55cm,相当于发际到剑突下的距离,或由鼻尖经耳垂至剑突下的距离(图 5 - 13)。

插管经鼻前庭至固有鼻腔,患者半卧位时插入胃管的前端应平行进入鼻前庭,通过鼻阈后,再竖直胃管进入固有鼻腔;胃管插入固有鼻腔后应沿鼻腔内侧壁、底壁总鼻道的下方插入。下鼻道前端有鼻泪管开口,刺激可引起流泪、不适,应避开。插入 4～6cm 时,可能会遇到阻力,为鼻咽部的后壁,此时不可硬性插入,胃管插至此处应抬高向内、向下插入。成年人鼻中隔完全居中平直者极少,多有不同程度的偏

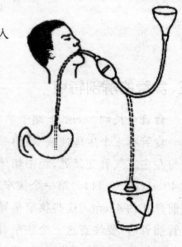

图 5 - 12 胃管插入途径

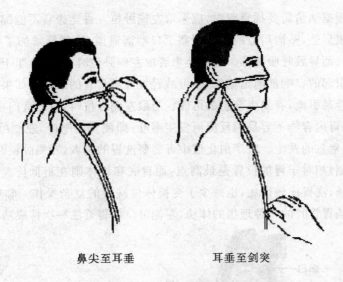

鼻尖至耳垂　　　　　　耳垂至剑突

图 5-13　插入胃管的长度

曲,插胃管前应询问患者鼻部疾病病史,检查鼻腔通畅情况,选择一侧通气良好的鼻腔插管,对减少鼻黏膜损伤及顺利插管有一定的帮助。鼻腔结构复杂,插管速度要轻且慢,不宜过快,以免损伤鼻黏膜。

插管至 10～15cm 时,嘱患者做吞咽动作,随吞咽动作快速送管。患者吞咽时,喉向前上移位,会厌向后下倾倒,将喉入口盖住,同时食管入口扩大,环行咽缩肌吞咽时呈松弛状,胃管易进入食管,而不误入喉和气管。插管过程中,如果有呛咳、发绀,表示误入气管,应立即拔出,待患者休息片刻后重新插入。为昏迷患者插胃管时,应将患者头后仰,当胃管插至14～16cm时,用手托起患者头部,使下颌贴近胸骨柄,以增大咽部通道弧度,使管端沿咽后壁滑行,进入食管(图 5-14)。

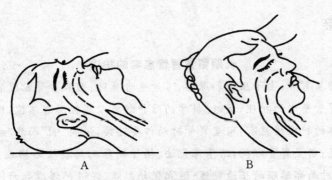

A　　　　　　　　　B

图 5-14　昏迷患者插胃管法

当插管通过食管的三个生理狭窄处,大约为插管的 17cm、27cm、42cm 处时,插管速度不宜过快,动作应轻稳,遇有阻力不可强行插管,要求患者配合吞咽动作,以免损伤食管黏膜。食管第一和第三狭窄在食管生理功能上有重要作用,在安静状态下,食道的两端,即第一和第三狭窄经常处于闭合状态,吞咽引起食管原发蠕动,刺激食管黏膜,反射性引起食管管腔放松,才能使插管顺利插入胃内。

昏迷患者如根据病情需要插胃管时,应采取左侧卧位。昏迷患者不能配合术者,而且这类患者经常伴有舌根后坠,坠向后方的舌根堵塞了口咽部通道,给插管增加了很大的难度,同时会影响患者的通气而导致呼吸困难。当昏迷患者取左侧卧位时,头、颈、躯干在同一水平线上,可避免舌根后坠引起的口咽部通道堵塞,还可减轻气管对食管的压迫。如果患者发生呕吐,仰卧位时呕吐物不容易引流,有发生窒息的可能。当取左侧卧位时,胃的贲门在第11胸椎左侧,贲门口向右上方,胃内容物不容易因反流而发生呕吐;即使发生呕吐,左侧卧位也有利于呕吐物的引流,以避免窒息的发生。对于消化道中毒需要洗胃的患者,左侧卧位时,胃的幽门口(约在第1腰椎体右侧)相对于胃的位置是最高点,而胃底和胃体则在最低位置(图5-15),可以减少毒物推入小肠,洗胃比较彻底,也减少了变换体位洗胃的复杂操作。临床实践表明,左侧卧位是昏迷患者插胃管时的一种理想的体位,左侧卧位插胃管法一次性成功率高,并发症少。

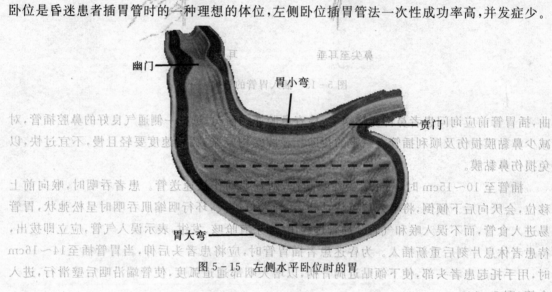

图 5-15 左侧水平卧位时的胃

📖 **知识链接**

长期留置胃管患者的护理

给患者长期留置胃管,由于压迫和摩擦,可致患者鼻腔、咽和食管黏膜的炎症、水肿、糜烂、溃疡。加强留置胃管患者的护理,及时、科学的防护就可以减轻患者不适,增加患者舒适度,促进患者康复。具体的护理措施有:留置胃管时动作要轻柔,强调"咽"而非"插";加强口腔护理,预防细菌性咽喉炎;留置胃管期间,给予雾化法、插管侧鼻孔滴液状石蜡或复方薄荷滴鼻液等措施,可减轻胃管对局部黏膜的压迫粘连、滋润保护黏膜、促进黏膜糜烂面修复、润滑以减轻胃管对咽喉部的摩擦等作用。

第三节 灌肠术的应用解剖

灌肠术是将一定量的液体由肛门经直肠灌入结肠,以帮助患者清洁肠道、排便、排气或由肠道供给药物,达到确定诊断和治疗目的的方法。根据灌肠的目的可分为不保留灌肠和保留灌肠。不保留灌肠又根据灌入的液量分为大量不保留灌肠和小量不保留灌肠（图 5-16）。如为了达到清洁肠道目的，而反复进行大量不保留灌肠，则为清洁灌肠。在灌肠操作过程中，要注意肛管、直肠和结肠的结构，以免损伤肠黏膜，影响灌肠的效果；还要根据结肠的走行方向，采取适当的体位，以达到较好的灌肠效果。

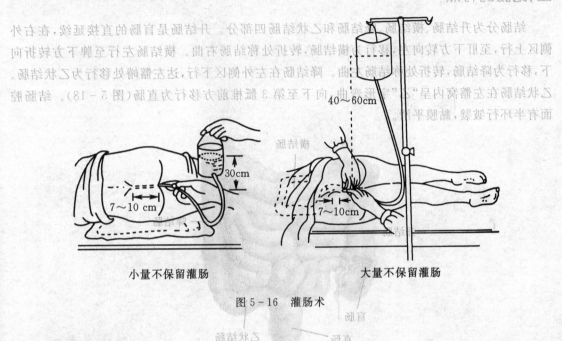

小量不保留灌肠　　　　　　　　　　大量不保留灌肠

图 5-16　灌肠术

一、肛管的解剖特点

肛管长约 4cm。肛管内面有 6～10 条纵行黏膜皱襞，称肛柱。相邻肛柱下端之间的半月形黏膜皱襞，称肛瓣。肛瓣与相邻肛柱下端围成的小窝，称肛窦。所有肛瓣与肛柱下端连成锯齿状线，称齿状线。齿状线是黏膜与皮肤的分界线，又是区分内痔和外痔的标志。

肛管部的环行平滑肌增厚，形成肛门内括约肌，有协助排便的作用；在肛门内括约肌的周围和下方，由骨骼肌构成肛门外括约肌，具有括约肛门和控制排便的作用。

二、直肠的特点

直肠长 10～14cm，位于盆腔的后部，骶骨的前方，向下穿盆膈移行为肛管。直肠并非直行的肠管，在矢状面上有两个弯曲：①直肠骶曲：沿着骶骨前面凸向后方，其最凸处距肛门 7～9cm；②直肠会阴曲：是直肠绕过尾骨尖形成凸向前方的弯曲，其最凸处距肛门 3～5cm（图 5-17）。临床上施行直肠镜和乙状结肠镜检查时，应注意这些弯曲，以免损伤肠壁。

直肠下部显著扩大，称直肠壶腹。直肠内面常有

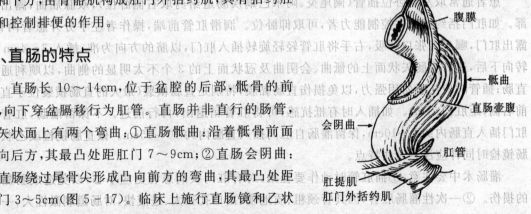

图 5-17　直肠矢状面上的弯曲

上、中、下三条半月形皱襞,称直肠横襞。中间的一条最大且最为恒定,位于直肠前右侧壁,距肛门约 7cm,常作为直肠镜检定位的标志之一。下消化道插管时,应避开此横襞,以免损伤肠壁。

三、结肠的特点

结肠分为升结肠、横结肠、降结肠和乙状结肠四部分。升结肠是盲肠的直接延续,在右外侧区上行,至肝下方转向左,移行为横结肠,转折处称结肠右曲。横结肠左行至脾下方转折向下,移行为降结肠,转折处称结肠左曲。降结肠在左外侧区下行,达左髂嵴处移行为乙状结肠。乙状结肠在左髂窝内呈"乙"字形弯曲,向下至第 3 骶椎前方移行为直肠(图 5-18)。结肠腔面有半环行皱襞,黏膜平滑。

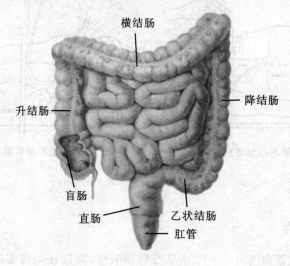

横结肠

升结肠

降结肠

盲肠

直肠

乙状结肠

肛管

图 5-18 结肠

四、灌肠术的途径及应注意的解剖结构

患者通常取左侧卧位插管(阑尾炎、阿米巴痢疾肠道给药取右侧卧位),双膝屈曲,露出臀部。如肛门括约肌失去控制能力者,可取仰卧位。润滑肛管前端,操作者左手分开患者两臀,露出肛门,嘱患者张口呼吸,右手将肛管轻轻旋转插入肛门,以脐的方向为准,插入 3~4cm 后转向下后,避开直肠矢状面上的骶曲、会阴曲及冠状面上的 3 个不太明显的侧曲,以顺利通过直肠;插管时应注意勿用强力,以免损伤直肠黏膜,特别是直肠横襞(最大的直肠横襞位于直肠前右侧,距肛门 7cm)。如插入时有抵抗感,可将肛管稍退出,再行前进。不保留灌肠,肛管自肛门插入直肠内约 7~10cm,保留灌肠自肛门插入直肠内约 10~15cm。做直肠镜检或乙状结肠镜检时同样应注意这些特点。

灌肠术中要注意:①插肛管时动作要轻柔,对有肛门疾病患者更应小心,以免造成肠黏膜的损伤。②一次性灌肠肛管,因其管颈粗、质地硬、出口孔径大、进液快,对肠道刺激性大,一些患者在拔管后甚至操作中即出现便意,很快排出灌肠液。尤其是老年患者因肛门括约肌松弛出现失控现象、小儿患者不配合等,可选用与插入肛管的材料基本相似的 14 号吸痰管替代,插入时患者可无明显不适,也不易损伤肠道黏膜,减轻了患者的痛苦;进液慢,对肠道刺激性小,液体保留时间长,粪便易软化,排便顺利,有效地达到清洁肠道的目的。

五、灌肠术的体位探讨

(一)膝胸卧位灌肠术

膝胸卧位(图5-19)时,直肠位置高于乙状结肠和降结肠,直肠与结肠之间产生压力差,并且有重力作用,液体能顺利经过直肠到达结肠。结肠长度相当于直肠长度的10倍,容量大,所以灌入液量多,液体在结肠内充分软化粪便,刺激肠蠕动,促进粪便下移。当粪便下移到直肠时,粪便达到一定的压力患者才能产生便意,因此便意产生的时间延迟。

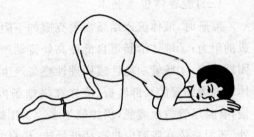

图5-19 膝胸卧位

左侧卧位,液体在直肠和乙状结肠内蓄积,当直肠压力达到7.3kPa时,直肠壁感受器强烈兴奋,通过神经反射患者立即产生便意,甚至不能忍受需立即排便。由于灌入液量少,液体只停留在直肠和结肠下段即开始排便,保留时间短,不能软化结肠内粪便,需要多次灌肠。反复插管,肠黏膜又较薄弱,若用力过大,可造成肠壁擦伤,还可出现肛门水肿、肛门坠迫感强烈,甚至疼痛,增加患者痛苦。

左侧卧位是主动卧位,患者舒适,而膝胸卧位是被迫卧位,患者欠方便,且不适宜原发性高血压、心脏病、年老体弱患者,所以应用膝胸卧位前要对患者进行筛选,做好解释工作。为减轻患者不适,膝胸卧位时可在腹部垫2个软枕或用小棉被支撑,以增加舒适度。护士在灌肠过程中应密切观察患者面色、脉搏、呼吸,注意倾听其主诉,如出现严重腹胀腹痛、心慌气短、面色苍白、脉搏细速、出冷汗,应立即停止操作。

(二)右侧卧位灌肠术

根据结肠的结构特点,传统的左侧卧位灌法,液体由直肠、乙状结肠,进入降结肠,比较容易;当降结肠充盈后,再想往横结肠、升结肠去就比较困难了(图5-20)。如果增加水量、提高压力、加大速度、多灌几次,就会增加患者痛苦,增加了护士工作量,浪费了物品,更重要的是刺激直肠,使结肠内粪便未得到彻底清除,患者就因憋不住而排泄。在药物保留灌肠时,也难以多保留些时间。

采取右侧卧位,液体进入降结肠后,不需充盈满降结肠,水就自动流入横结肠和升结肠(图5-21)。由于液体上升度高,将结肠内容物向远端稀释、推送,可以提高清洁结肠肠腔的目的。

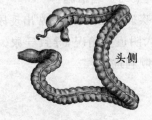

图5-20 左侧卧位时的结肠

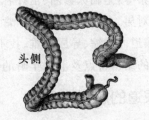

图5-21 右侧卧位时的结肠

右侧卧位灌入 1500ml 很容易,因为液体依靠流体力学原理,液体自然进入横结肠、升结肠,这对于需延长药物保留肠内的治疗性灌肠就显得更为重要;而左侧卧位时,灌到 700~800ml 时,患者常常腹胀难忍。

(三)旋转体位灌肠术

灌肠时,液体流入结肠需要克服如下阻力:①肠管自身的曲折和(或)肠道内容物的堵塞形成的阻力;②液体沿肠道自低往高处流动产生的重力;③直肠因受刺激产生节段收缩出现的集团蠕动力;④肠管功能性或病理性痉挛产生的紧张力等。当传统的左侧卧位灌肠时,灌入的液体常因为肠管的局部转折、液体在横结肠内自下而上流、肠壁痉挛和粪块阻挡等因素流动缓慢,有时尽管数次灌肠,仍排便不多。采用旋转体位清洁灌肠,液体进入肠腔除受外在的压力外,还因液体在肠腔内自高往低处流,凭自身的重力及加速度流动。液体在克服结肠收缩的同时,充盈整个结肠,加大对肠壁的均衡刺激,从而增强了肠管的收缩排空功能,达到清洁肠腔的效果。

旋转体位清洁灌肠术的具体做法如下:患者解完大小便后,屈膝,左侧卧位于检查床,并充分暴露肛门。肛管前段涂抹润滑液,排出管内气体后经肛门缓慢插入直肠。插入深度以 20~25cm 为宜,可使灌肠液直接到达乙状结肠,避免了液体对直肠直接刺激引起的排便反射。插入时如遇到阻力,可先灌入少量液体,然后轻轻拔出少许肛管,转动一下,再行插入。当肛管插入至适当深度后给予胶布固定,然后松开灌肠夹,液体即进入肠腔。此时应密切观察溶液流入情况,若灌肠筒内液面停止下移,液体流入受阻,可移动肛管,排除肛管因插入过急致肛管在带有弯曲的肠腔内折曲或粪便及肿瘤等直接堵塞肛管。当液面匀速下移时,让患者依下列体位进行往返慢速转动:左侧卧位→俯卧位(头低 15°~20°胸膝卧位)→右侧卧位。每种体位持续时间约 10 秒,全部溶液在 5 分钟左右灌注完毕,待液体将至流完或停止时撤出肛管,让患者自左向右顺时针翻转 3~5 圈并平卧 5~10 分钟后排便。排便时,嘱患者观察大便的排出情况,一般清肠彻底时,多自述最后一次排便时无粪便排出,仅排出水液;清肠不彻底者自述最后一次排便时仍可见排出稀粪渣,这时应重复灌肠 1 次。在灌肠过程中应注意观察患者,发现异常立即停止操作。

第四节　导尿术的应用解剖

导尿术是指在严格无菌操作下将导尿管经尿道插入膀胱引流出尿液的方法。导尿术是临床常见的基础护理操作技术,已广泛应用于围手术期、泌尿系统疾病的引流和冲洗以及危重患者的尿量观察等,是临床诊断、治疗各种急、危、重症患者重要的护理措施。

临床上对男、女性患者导尿时,常因尿道结构、年龄和疾病的差异,导尿常出现尿道黏膜损伤、尿管在尿道内蜷缩、导尿困难、找不到尿道口、尿管插入阴道等情况,导致导尿失败。熟悉男女性尿道的结构特点及不同年龄的差异,有利于导尿的顺利进行。

一、男性尿道的解剖特点

男性尿道起于膀胱的尿道内口,依次穿过前列腺、尿生殖膈和尿道海绵体,终于阴茎头顶端的尿道外口,全长 16～22cm,管径 5～7mm;根据尿道的行程将男性尿道分为尿道前列腺部、尿道膜部和尿道海绵体部。尿道膜部为穿经尿生殖膈的部分,周围有尿道括约肌环绕,该肌为骨骼肌,可有意识地控制排尿。

男性尿道有三个狭窄,分别位于尿道内口、尿道膜部和尿道外口,以尿道外口最狭窄。男性尿道还有两个弯曲,分别为耻骨下弯和耻骨前弯(图 5-22)。耻骨下弯位于耻骨联合的下方,凹向前上方,此弯曲是固定的;耻骨前弯位于耻骨联合的前下方,凹向后下方,将阴茎拉向腹壁时,此弯可变直。

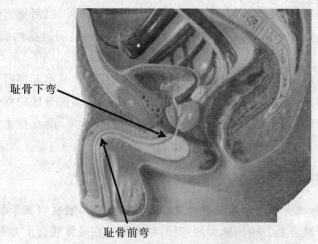

耻骨下弯

耻骨前弯

图 5-22　男性尿道(骨盆正中矢状面)

尿道内口周围有增厚的环形的尿道括约肌,当收缩时,可影响导尿管的插入。了解男性尿道的特点,对导尿、膀胱镜检查等临床操作有重要的意义。

二、男性导尿的途径及应注意的解剖结构

导尿管从尿道外口插入,经过尿道的海绵体部、尿道膜部和尿道的前列腺部,最后经尿道内口插入膀胱。由于男性尿道的结构特点及不同年龄尿道的差异等原因,如果操作不当,很容易损伤尿道黏膜,导致导尿的失败。因此,要注意操作过程中尿道的结构特点。

男性导尿应注意的解剖结构:①根据患者年龄大小和实际情况,认真选择粗细适合的尿管。②提起阴茎,使阴茎与腹壁呈 60°角,尿道的耻骨下弯消失,尿道形成一个大弯,减少尿管插入的阻力(图 5-23)。③在尿道的三个狭窄处,动作要轻柔、缓慢,边插边顺时针或逆时针,或左右拈动尿管,以利于尿管顺利插入。④尿管插入 16～22cm 达尿道内口时,尿道内口括约肌会收缩,阻碍尿管的插入,可稍待片刻,嘱患者深呼吸、放松,再缓慢插入。⑤如遇患者阴茎勃起时,尿道的海绵体部充血,插入尿管困难,可让患者休息片刻,恢复常态后再操作。⑥前列腺肥大患者,由于前列腺增生压迫尿道,导尿时要注意动作缓慢,以防尿管在尿道内蜷缩;前列

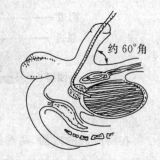

约 60°角

图 5-23　男性导尿示意图

腺肥大者后尿道延长,唯有见尿后,方可证实尿管前端进入膀胱。⑦下尿路梗阻时,要注意分析病因,常见的是前列腺增生、尿道结石、尿道狭窄等。导尿时要根据不同病因采取不同的方法。

三、女性尿道的解剖特点

女性尿道长约 3～5cm,直径约 6mm,起于膀胱的尿道内口,经阴道前方行向前下方,穿过尿生殖膈,以尿道外口开口于阴道前庭。

阴道前庭是位于两侧小阴唇之间的裂隙,其前部有尿道外口,后部有阴道口。

尿道穿越尿生殖膈时,周围有尿道阴道括约肌环绕,尿道阴道括约肌为骨骼肌,可起随意的括约作用。

女性尿道具有短、宽、直的特点,后方又邻阴道和肛门,容易引起逆行性尿路感染。

有些老年人由于会阴部萎缩,尿道外口可能进入阴道;多次分娩的女性,由于会阴的撕裂,尿道外口可偏于一侧;还有些女性尿道外口异常和尿道异常,给女性患者插导尿管时,应予注意。

四、女性膀胱的解剖特点

膀胱空虚时,膀胱尖不超过耻骨联合上缘;膀胱充盈时,膀胱可高于耻骨联合以上,尿潴留的患者可在其耻骨联合上方摸到膨大的膀胱,临床上常在耻骨联合上方进行膀胱穿刺,可避免损伤腹膜。

膀胱后方有子宫和阴道(图 5-24),剖宫产手术导尿可避免伤及膀胱,增加手术视野,又可防止膨大的膀胱压迫子宫,引起子宫出血。

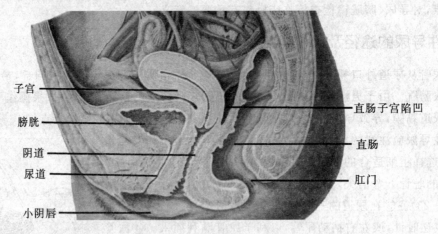

图 5-24　膀胱解剖结构示意图

在膀胱底的内面,两输尿管口与尿道内口之间的三角区域,无论膀胱空虚还是充盈时,黏膜表面始终光滑无皱襞,此区称膀胱三角,是肿瘤和结核的好发部位,也是膀胱镜检的重要标志。

膀胱壁由黏膜、肌层和外膜三层构成。膀胱肌层由平滑肌构成,又称逼尿肌;在膀胱颈处,尿道内口周围有环形的尿道内括约肌,收缩时可括约尿道内口。

五、女性导尿的途径及应注意的解剖结构

(一)女性导尿的途径

女性尿道外口的正常解剖位置在阴蒂的下方,阴道口的上方。当分开大小阴唇,充分暴露外阴时,可见其间正中位置有一灰白色的小口,呈矢状位,即尿道外口。

(二)女性导尿的过程

尿管经过尿道外口斜向上约呈 45°角,轻轻插入 4~6cm,同时嘱患者深呼吸,勿屏气,见尿液流出,再插入 1~2cm,妥善固定导尿管(图 5-25)。如果尿道外口看不清,可在导尿前于患者腰部与臀部之间垫一软枕,充分暴露操作视野;导尿时,嘱患者深吸气,然后再呼气,在呼气瞬间可看到尿道口迅速张合,利用这个时机快速插入导尿管,达一定深度。

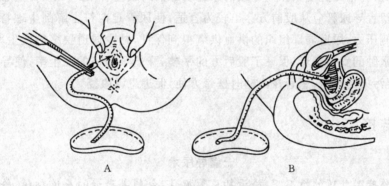

A　　　　　　　　　　B

图 5-25　女性导尿示意图

(三)女性导尿注意事项

1.给老年妇女导尿

由于老年女性的阴部皮肤松弛、皮下脂肪减少、会阴部肌肉松弛,或由于阴道萎缩,尿道口有可能缩入阴道口内。对这类患者的导尿,在常规消毒外阴后戴无菌手套,左手示指、中指并拢,轻轻插入阴道 1.5~2cm 时,屈指骨间关节将阴道前壁捏紧外翻,在外翻的黏膜中找尿道口。老年女性患者宜选择管径略大的导尿管,以防因尿道阴道括约肌松弛引起尿液外溢。

2.给足月孕妇导尿

注意足月孕妇尿道较非孕妇长。在妊娠期增大的子宫和胎头将膀胱向前上推移变位,且膀胱容量减少以及膀胱内压增加。为代偿其变化,尿道的绝对功能长度可增加 4.8~6.7mm。临产妇做剖宫产前的导尿,如果按常规插入尿管 3~5cm 则相对较浅,往往不能达到膀胱三角区,球囊部分或全部压迫或嵌顿在尿道内,导致尿液引流不畅。尿液残留膀胱内,膀胱不能完全排空,影响术者视野和操作。膀胱充盈胀大影响子宫收缩,使产后出血增多,不利于术后恢复。有临床资料显示,剖宫产孕妇留置气囊尿管的深度以 8~10cm 为宜,这样可避免因插入过浅而致的尿管脱落。

3.给已婚女性患者导尿

尤其是多胎生育者,因分娩时会阴撕裂未及时修补,尿道口受牵拉后可向左侧或右侧

移位。

4.异位尿道口

常见的有尿道口紧贴于左右小阴唇处或尿道口紧贴于阴蒂或位于阴道前壁左右处。因其黏膜与大小阴唇的颜色近似,不易分辨,故进行操作时须仔细观察。在正常的解剖位置上看不到尿道口时,要考虑有无尿道口异位,应上下左右细心寻找,避免反复试探性插管,以免引起尿路感染。

5.女性尿道的异常

常见的有先天性尿道畸形,如尿道阴道瘘、尿道会阴瘘、先天性尿道狭窄等;获得性尿道狭窄主要因感染、外伤、肿瘤、女性尿道炎、尿道肉阜、尿道黏膜脱垂、尿道癌等引起,此类患者在临床工作中虽很少见,但亦应注意。

6.给精神过度紧张患者导尿

因羞涩、恐惧等精神过度紧张而导致的尿道阴道括约肌痉挛,也可致导尿管插入困难。

女性患者留置导尿管应从股前方穿出较为合适,使尿管走向符合解剖生理特点。减小导尿管对尿道的侧压力,尿道局部组织的供血供氧得到保证,减少尿道狭窄的发生率;对于长期卧床或者高度水肿的女性患者,保证了股后方的平整,降低了压疮的发生率;使导尿管远离肛周,降低了粪便污染的风险;患者在活动时携带方便,促进患者康复。

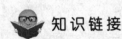 **知识链接**

无痛导尿术

在患者不作麻醉处理的情况下,给予插尿管操作,会刺激患者的尿道黏膜,给患者带来痛苦,患者还会因疼痛刺激而产生恐惧、紧张、焦虑等心理或精神问题。麻醉恢复期的患者,对尿管也不能很好地耐受,会出现尿道刺痛、尿胀及情绪烦躁等不良反应,严重影响患者的康复进程。临床研究显示,在对患者尿道插尿管前,采用2%的利多卡因冲洗尿道后导尿,患者在麻醉清醒后无尿道刺激症状,减少了患者的躁动不安,提高恢复质量。这是因为利多卡因的使用可以松弛尿道括约肌,减少插管时的尿道阻力,使尿管顺利置入,还能减轻尿道黏膜的损伤。

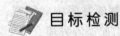 **目标检测**

1.请说出气管插管的途径及应注意的解剖结构。

2.请说出鼻饲的途径及应注意的解剖结构?

3.给昏迷患者插胃管时最好保持何体位?为什么?

4.患者,男,60岁,患良性前列腺增生,有进行性排尿困难1年余。今日主诉有尿意,但无法排出,下腹部胀痛来院就诊。检查见耻骨联合上可触及一囊性包块。医嘱:用"导尿术"。请问:男性导尿的途径是什么?导尿过程中应注意哪些解剖结构?

5.说出女性导尿的途径及应注意的解剖结构。

(陈　尚)

第六章　急危重病护理技术的应用解剖

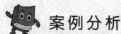 学习目标

【熟悉】心肺复苏术的按压部位和应注意的解剖结构;身体各部急性出血包扎的部位和应注意的解剖结构。

【了解】心包穿刺术的部位及解剖特点;心电图导联电极位置及其定位方法;环甲膜穿刺术的部位及解剖特点。

案例分析

患者,男,48岁,突然昏迷,呼吸道通畅,随即发生呼吸、心跳骤停。请问:在心肺复苏术胸外按压时直接和间接作用于哪些器官? 按压部位偏差可能损伤哪些结构? 导致什么后果?

患者,男,8岁,因食用花生米0.5小时急诊入院。患者呼吸困难、面色苍白、发绀、明显三凹征、脉搏细速。医嘱施行环甲膜穿刺术。环甲膜穿刺部位位于何处? 穿刺时要注意哪些结构?

第一节　心肺复苏术的应用解剖

一、心肺复苏术的适用范围、并发症

心肺复苏术(CPR)是针对心搏呼吸骤停所采取的关键抢救措施,即胸外按压形成暂时的人工循环并恢复自主心搏,人工呼吸代替自发呼吸,快速电除颤转复心室颤动,以及尽早使用血管活性药物来重新恢复自主循环。

心脏骤停一旦发生,如得不到即刻及时地抢救复苏,4~6分钟后会造成患者脑和其他人体重要器官组织的不可逆损害,因此心搏骤停后的心肺复苏必须在现场立即进行,为进一步抢救直至挽回心脏骤停伤病员的生命而赢得最宝贵的时间。

心肺复苏术适用于多种原因引起的心跳骤停,如意外事件(电击、溺水、窒息、自缢等);器质性心脏疾病(急性广泛性心肌梗死、急性心肌炎等);神经系统病变(脑炎、脑血管意外、脑部外伤等);手术和麻醉意外、水电解质及酸碱平衡紊乱、药物中毒或过敏(洋地黄类、安眠药中毒、青霉素过敏等)。但对于胸廓严重畸形、广泛性肋骨折、心外伤、血胸、气胸、心包填塞等患者,禁止胸外心按压。

在对心骤停的患者实施胸外心按压术时,让患者仰卧于硬板床或地上,在保持患者呼吸道

通畅的情况下,以掌根部按压胸骨中、下 1/3 交界处。救助者做每分钟 70～90 次(儿童 100 次)有节律、带有冲击性的按压,对位于胸骨和脊柱间的心以直接的压力(图 6-1,图 6-2),引起心室内压力变化和瓣膜相应开闭,使人工呼吸后的带有新鲜空气的血液从肺部血管流向心腔,再流经主动脉,保证心、脑、肝、肾等重要脏器的血液供应,维持它们的功能。

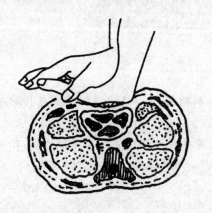 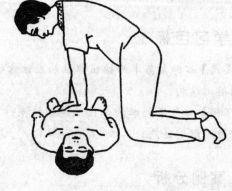

图 6-1　胸外按压横断面示意图　　　　　　图 6-2　胸外按压姿势

　　在传统的心肺复苏术操作过程中,胸外按压必须按压有力,才能保证抢救效果,但按压力量过大或位置偏移将可能引起被救者肋骨骨折。胸骨柄与体交界处骨折,可能刺破后方出入心的大血管引起大出血;胸骨与肋连接部位以及肋骨骨折,可能刺破深面的胸膜和肺引起气胸、血胸;按压剑突及季肋区骨折可能刺破肝或引起胃内容物逆流等。

　　有报道称 1/3 的被救者在接受传统 CPR 时发生肋骨折。因此,掌握和熟悉胸廓的解剖结构及心和肺的解剖结构与位置毗邻关系,有十分重要的意义。

二、心肺复苏术的相关解剖结构

　　心肺复苏术的成功与否,是否有并发症的出现,与其相关解剖结构有非常密切的关系。心肺复苏术涉及的解剖结构主要有胸廓、心和肺,还有主动脉和胸膜等。

(一)胸廓的解剖特点

　　胸廓由胸前壁正中的 1 块胸骨、两侧的 12 对肋以及背部正中的 12 块胸椎构成。具有支撑身体、保护胸腹腔脏器、参与呼吸运动的功能。

1.胸骨的解剖特点

　　胸骨位于胸前壁正中,由胸骨柄、胸骨体和剑突构成(图 6-3)。①胸骨柄的上缘中部凹陷,称颈静脉切迹,深面有颈静脉通过;两侧的凹陷称锁切迹,与锁骨的胸骨端构成胸锁关节,左、右头臂静脉恰在胸锁关节后方汇合成上腔静脉。胸骨柄的后面有出入心的大血管。②胸骨柄与胸骨体连接处微向前凸,称胸骨角,两侧连第 2 肋,是计数肋和肋间隙序数的重要骨性标志,起于主动脉口的升主动脉先向右上上升,恰至胸骨角右侧深面呈弓形向左后,于第 4 胸椎左侧延为降主动脉。③胸骨两侧连有第 1～7 肋。④胸骨体与剑突连接处的两侧连有第 7 肋。⑤胸骨和第 1～6 肋前端与肺前缘和心毗邻。

2.肋的解剖特点

位于胸壁和上腹壁的两侧面,每根肋均分为前、后两端,后端通过肋头和肋结节与胸椎的上、下肋凹和横突肋凹构成关节。前端为肋软骨,第1~7肋软骨依次与胸骨直接相连;第8~10肋软骨不直接与胸骨相连,它们依次连于上位肋软骨构成肋弓,深面保护肝、胃、脾等器官;第11、12肋的前端游离于腹壁肌中。

肋骨骨折多发生在第4~7肋;第1~3肋有锁骨、肩胛骨及肩带肌群的保护而不易伤折;第8~10肋渐次变短且连接于软骨肋弓上,有弹性缓冲,骨折机会减少;第11和12肋为浮肋,活动度较大,甚少骨折。

3. **胸廓的解剖特点**

由胸骨、12对肋以及胸椎构成的胸廓呈上小下大、前后略扁的圆桶状(图6-4)。①胸廓以膈为界,膈

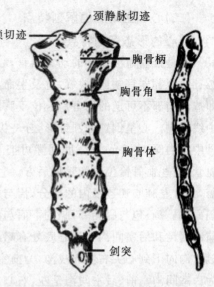

图6-3 胸骨与胸骨角

以上部分即胸腔保护着心、肺和胸部大血管等重要结构;膈以下部分是腹腔上部,保护着肝、胃、脾等脏器。②肝右界不超过肋弓下缘,在腹上区可达剑突下3cm。③胃中等充盈时不超过左肋弓下缘。④脾位于左季肋区,约平9~11肋。⑤肋与肋之间的间隙称肋间隙。⑥两侧肋弓在剑突处构成的角称胸骨下角,角内有剑突。⑦剑突与一侧肋弓构成的角称剑肋角(肋弓角),左、右各一。

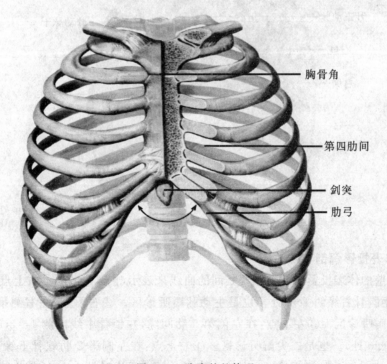

图6-4 胸廓的整体观

(二)心和主动脉的解剖特点

1. 心的形态解剖特点

心是推动血液循环的动力器官,心的搏动停止,血液循环将停止,导致许多重要器官如脑、心、肝、肾等器官缺血、缺氧,危及生命。脑细胞缺氧 4 分钟以上开始造成脑损伤,10 分钟以上即造成脑部不可逆的伤害。心位于胸腔中纵隔内(图 6-5),2/3 偏于正中线左侧,1/3 位于正中线右侧。心呈倒置的圆锥形,分一尖、一底、两面、三缘、三沟。①心尖朝向左前下方,在左锁骨中线内侧 1～2cm 第 5 肋间隙可扪及心尖的搏动。②心底朝向右后上方,连有出入心的大血管,这些血管恰位于胸骨柄后方。③心的前面有胸骨与肋,称胸肋面,大部分被肺和胸膜遮盖,只有左肺心切迹以内的部分,恰与胸骨体左下半及左侧第 4～5 肋软骨相邻;④心的下面称膈面,隔着心包与膈相邻,膈的下面与肝、胃、脾以及腹部大血管等相邻。⑤三沟包括冠状沟、前室间沟和后室间沟。近心底处有略成环形的冠状沟,是心房和心室的分界线;在胸肋面有从冠状沟向下到心尖右侧的浅沟,为前室间沟;在膈面也有从冠状沟向前下到心尖右侧的浅沟,为后室间沟。前、后室间沟是左、右心室在心表面的分界线,其内分别有营养心的动脉——左冠状动脉的前室间支和右冠状动脉的后室间支通过。

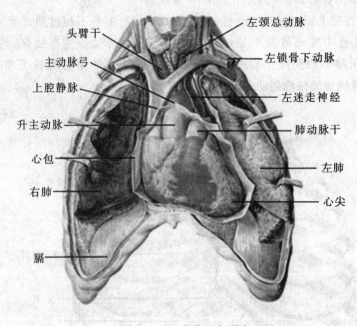

图 6-5 心的位置与形态

2. 心的体表投影解剖特点

心在胸前壁的体表投影用四个点及其间的曲线来表示(图 6-6)。①右上点:在右侧第 3 肋软骨上缘,距胸骨右缘约 1cm 处。也是主动脉瓣听诊区。②右下点:在右侧第 6 胸肋关节处。亦是三尖瓣听诊区。③左下点:在左侧第 5 肋间隙,左锁骨中线内侧 1～2cm 处(或距前正中线约 7～9cm 处)。也是二尖瓣听诊区。④左上点:在左侧第 2 肋软骨下缘,距胸骨左缘约 1.2cm 处。亦是肺动脉瓣听诊区。从右上点开始用曲线逆时针方向连接四点,即心在胸前壁的体表投影。

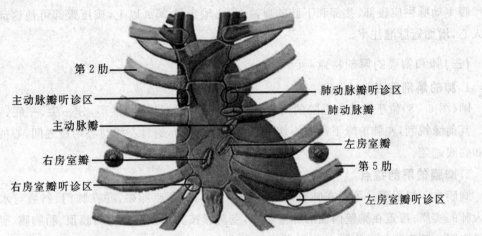

图 6－6 心的体表投影

3.主动脉的解剖特点

主动脉(图 6－7)发自左心室的出口主动脉口。①主动脉发出后,于胸骨后方向右前上方斜行,至右第 2 胸肋关节处(胸骨角右侧)移行为主动脉弓。②主动脉弓位于胸骨柄的后方,接续升主动脉,呈弓形弯向左后方,至第 4 胸椎左侧移行为降主动脉。③降主动脉以膈的主动脉

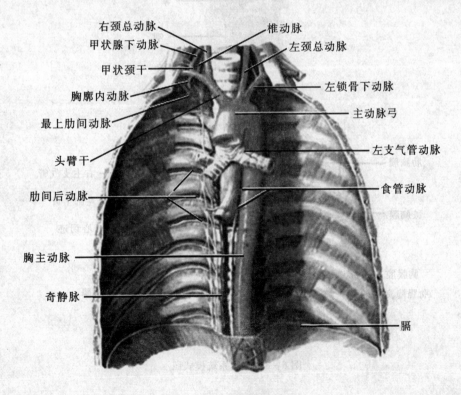

图 6－7 主动脉及其分支

裂孔为界,分为胸主动脉和腹主动脉。

腹主动脉供应腹部、盆部和下肢的血液,占心输出量 25% 以上,按压腹部可使这部分血液流入心,增加冠脉灌注率。

(三)肺和胸膜的解剖特点

1.肺的解剖特点

肺(图 6-8)位于胸腔内纵隔的两侧,左、右各一。肺呈半圆锥形,分一尖、一底、两面、三缘。其前缘锐利,左肺前缘下部有心切迹。在第 4~6 肋,胸骨左缘与心切迹之间,心的前面无肺和胸膜遮盖。

2.胸膜的解剖特点

胸膜是一层浆膜。覆盖在肺表面的称脏胸膜,与肺紧密相贴,并在肺门、斜裂与水平裂处深入肺的实质;覆盖在胸壁内面的称壁胸膜,壁胸膜按其部位又分为胸膜顶、肋胸膜、膈胸膜和纵隔胸膜。脏胸膜与壁胸膜在肺根处互相移行构成密闭的胸膜腔(图 6-8),胸膜腔内为负压,腔内有少量浆液,既将脏胸膜和壁胸膜牢牢黏在一起,彼此不能分离,又有润滑作用,减少肺活动时的摩擦。但是,如果胸膜或肺破裂,气体进入胸膜腔引起气胸,负压消失,肺将萎缩,纵隔扑动,严重影响气体交换功能,机体缺氧,二氧化碳潴留,危及生命。

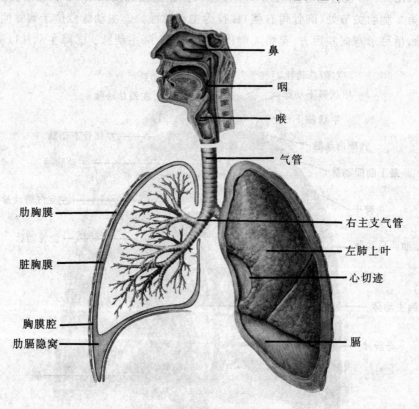

图 6-8 呼吸系统模式图

三、心肺复苏术操作过程及应注意的解剖结构

心肺复苏术正确的操作可使心排血量约达到正常时的 1/4～1/3,脑血流量可达到正常时的 30％,这就可以保证机体最低限度的需要。按压的原理是通过按压胸骨,使胸腔内压力增高,促使心排血;放松时,胸腔内压力降低,且低于静脉压,从而使静脉内的血液回流于心,即"胸泵原理"。另外,心受到直接挤压也产生排血;放松时,心腔自然回弹舒张,使得静脉内的血液回流于心,即"心泵原理"。多数学者认为,胸外心按压能导致人工循环是这两种机制共同作用的结果。

胸外心按压是一项潜在创伤性的操作,由于操作者的技术水平、患者自身体质等原因,可发生肋骨折、胸骨骨折、血胸、气胸、肺损伤等并发症,需引起医护人员及实施胸外心按压者的高度重视。

(一)心肺复苏术操作过程

(1)轻拍患者肩膀或按压人中,检查伤患有无意识,须注意病患有无颈椎受伤,不可剧烈摇晃病患。

(2)大声呼救。如确定患者意识不清,应立即求救;求救时指示必须明确,例如:请帮我叫120(院外)、大声叫喊值班医师(院内)。

(3)施救位置:跪于患者肩部,施救者与患者肩部垂直。

(4)打开病患口腔,检查呼吸道中有无异物。

(5)将患者头部偏向一侧,清除其口腔及呼吸道中的异物,如口香糖、义齿等。

(6)压额抬颚法,保持呼吸道畅通,防止舌头因重力下垂阻塞气道。

(7)脸颊靠近患者口鼻,眼睛注视患者胸部,观察 3～5 秒,看患者有无呼吸。

(8)如无呼吸,打开患者口腔,并捏住患者鼻腔,以免从口部吹气时,由鼻腔漏气。

(9)密罩患者口部,深吹两口气,每次吹气约 1.5～2 秒,须注意患者胸部有无起伏,并等患者第一口气完全排出后再吹第二口。

(10)示指及中指先摸到喉结处,在向外滑至同侧气管与颈部肌肉所形成的沟中,按压观察颈动脉 5～10 秒。如有脉搏,继续反复施行人工呼吸,直到患者恢复自然呼吸为止,成人每分钟约 12～16 次,儿童约 15～20 次。

(11)如无脉搏,准备实施胸外心按摩术。

(12)沿肋的下缘向上滑,找到剑突头端起向上两指幅处,以另一手之掌根放至按压位置,注意不可按压剑突(图 6-9)。

(13)两手交叉互扣,指尖翘起,避免接触肋骨。

(14)施救者两臂伸直,与患者身体呈垂直,肩膀在胸骨正上方,迅速下压 4～5cm(1.5～2 寸)。

(15)心按压施行速率,成人每分钟约 80～100 次,年幼患者速率应加快,婴幼儿患者每分钟约 100～120 次,口诀:"一下、二下、……十一、十二、十三、十四、十五"。

(16)1～8 岁左右患者,可改用单掌施压,人工呼吸改用口对口鼻呼吸。人工呼吸与心按压每分钟次数之比约 1:5。1 岁以下患者,可改用两指施压,使用中指及无名指,按摩位置为

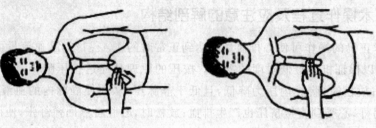

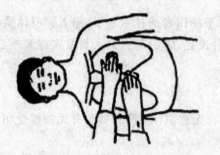

(1)中指、示指沿肋弓向中间滑动　　　　　(2)中指触到剑突

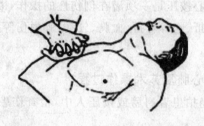

(3)另一手掌根部紧贴示指放在胸骨上　　(4)四指交叉抬起不接触胸壁进行按压

图 6-9　按压部位的选择

乳头连线中点下一指幅,人工呼吸改用口对口鼻;人工呼吸与心脏按压之比为1:5。

(17)成人单人施救人工呼吸与心脏按压次数比为 2:30,双人施救人工呼吸:心脏按压次数为 2:15。

(18)在做完四个循环后吹完两口气,需检查脉搏 3~5 秒;若无脉搏则继续心按摩,以后每四次循环或 3~5 分钟检查一次。

(19)若有脉搏则检查呼吸 3~5 秒,若有呼吸即将患者置于复苏姿势,以避免呕吐物造成吸入性肺炎,若无呼吸则继续实施人工呼吸。复苏姿势,患者侧卧位,稳定、舒适,背部及脊柱呈一直线。

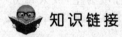 **知识链接**

生命链

生命链是指现场从第一目击者发现伤者开始,到专业急救人员到达进行抢救的一系列行为构成的链,有四个相互联系的环节顺序。第一,早期通路:拨打急救电话"120"。电话报告内容:①报告人姓名与电话号码,伤病人姓名、性别、年龄、联系电话;②伤病人所在的确切地点;③伤病人目前最危重的情况;④现场所采取的救护措施。第二,早期徒手心肺复苏。第三,早期心脏除颤。第四,早期高级心肺复苏。

(二)心肺复苏术操作过程中应注意的解剖结构

心肺复苏术操作过程中,应注意:①将患者整体翻动,成为仰卧位,即头、颈、肩、腰、髋必须同在一条轴线上,应同时转动,避免身体扭曲,以防造成脊柱脊髓损伤。②患者应仰卧在坚实的平面,而不应是软床或沙发。③头部不得高于胸部,以免脑血流灌注减少而影响 CPR 的效果。④按压位置要准确,相当于胸骨的中、下 1/3 处,手掌置于距剑突头端起向上两指处。⑤按压姿势以两肩正对患者胸骨上方,两臂伸直,肘关节不得弯曲,肩、肘、腕关节成一垂直轴面;以髋关节为轴,利用上半身的体重及肩、臂部的力量垂直向下按压胸骨。⑥一般要求按压深度达到 4~5cm,约为胸廓厚度的 1/3,可根据患者体型大小等情况灵活掌握,按压时可触到颈动脉搏动效果最为理想。⑦剑突深面有肝、胃,故不可按压剑突,以免刺破肝引起大出血,或压迫胃导致胃内容物逆流。⑧不可过上,以免压断胸骨角,导致其深面的出入心的大血管破裂而危及生命。⑨不可达胸骨左缘或右缘及肋,以免引起肋骨折,刺破深面的胸膜与肺而出现气胸或血胸,危及生命。为避免造成胸骨、肋骨骨折或重要脏器的损伤,勿冲击式地猛压猛放。

由于儿童的解剖、生理及发育等与成人不同,儿童与成人 CPR 的徒手操作有较大差异。可将儿童分为出生 28 天内为新生儿、0~1 岁为婴儿、1~8 岁为儿童三个组。8 岁以上儿童与成人徒手 CPR 基本相同。婴儿一般要求按压深度达到 1~2cm,约为胸廓厚度的 1/3,可根据患者体型大小等情况灵活掌握,按压时可触到颈动脉搏动效果最为理想。

(三)心肺复苏术操作过程中注意要点

1.心肺复苏越快越好

脑血流中断 10 秒钟即出现可逆性脑损害,中断 5 分钟脑组织储备的糖原、ATP 即将耗尽,能量代谢完全停止,神经细胞发生不可逆性损害,再经数分钟就进入生物学死亡,心脏骤停 30 分钟,心肌、肾小管细胞发生无法逆转的病理损害,故心脏骤停抢救要争分夺秒,必须在心脏骤停 5 分钟内实施抢救,才有成功的可能。

一看二摸三听,10 秒内做出心脏骤停的判断。一看:意识突然丧失,面部皮肤黏膜发绀或苍白,呼吸运动断续或消失,瞳孔散大;二摸:大动脉搏动消失,常触摸颈动脉,用手指自喉结滑至气管旁,向后按压即可触及颈总动脉;三听:听心音,呼吸音消失。

在判断心脏骤停后,10 秒内畅通气道,去枕平卧,仰头抬颏,清除口鼻咽分泌物、呕吐物或异物,保持呼吸道通畅,30 秒内实施胸按压。

2.保持呼吸道通畅是复苏成功的关键

在胸按压时,如呼吸道通畅,可有气流通过咽喉产生短促的哈气声,如无此声有可能是呼吸道梗阻。呼吸道阻塞时缺氧将更加严重,复苏困难,不易成功。

呼吸道梗阻有以下原因:①在心脏骤停时,食管平滑肌括约肌松弛,在人工吹气时,一部分气体进入肺内,另一部分气体进入胃内,反复大量吹气致胃内压力增高,腹压增高,使胃内容物反流入喉咽部,吸入气管,阻断通气;②在心脏骤停患者,舌根后坠,贴于咽后壁阻塞气道;③呼吸道分泌物,血液或异物积聚,阻塞喉咽、气管。

要摆好体位,仰头抬颏,使舌根前移,离开咽后壁畅通气道。随时用手,注射器或吸引器清除鼻咽、气管内分泌物、呕吐物或异物。在抢救同时,迅速通知其他急救成员,尽早气管插管,连接简易呼吸器或呼吸机,恢复通气,防止胃内容物反流入气道,提高复苏成功率。

3.快速连续胸按压是复苏成功的保证

心脏骤停时,心脏肌肉停止收缩,处于舒张状态,各房室瓣处于开放状态,在胸按压时一部分血液反流入心房,一部分被挤入动脉,胸内的血液被挤向胸腔外的血管,按压解除,胸膜腔内压降低,血液回流心脏。按压所形成的每搏输出量较小,故只有提高胸按压频率才能提高心输出量,保证心、脑重要器官的血液供应,按压频率应在80~100次/分。

按压过程要保证连续性,尽可能避免心脏听诊,心脏穿刺,反复描记胸部心电图,或频繁更换抢救人员,以免因按压中断延长心脏停搏时间,降低复苏成功率。

4. 胸外按压有人工呼吸的作用

心脏骤停后,患者胸部处于呼气状态,胸按压时,胸腔缩小,胸膜腔内压增高,肺内气体被挤压而呼出,停止按压时,胸廓依靠自身弹性恢复原状,胸膜腔内压下降,因抽吸作用,肺被膨胀,外界气体被吸入肺内,如呼吸道通畅,规律的胸外按压即形成了潮气量样呼吸,增大按压频率,可提高每分通气量。因此,气道通畅,可不必反复大量人工吹气,反复吹气将影响按压频率。

5. 正确的按压姿势很重要

胸按压时,双手叠压,掌心向下,手指交叉扣锁,按压时肘关节伸直,使臂力由双手掌根部传至患者胸壁,掌根不易滑动,省力效果好,可减少肋骨骨折、肝脾损伤并发症。

6. 建立静脉通道要及时

抢救同时,选择距心脏较近的大静脉,建立静脉通道,静脉注射心脏血管活性药物,起搏心脏,维持循环。迅速连接肢体心电图或心电监护仪,监测心电活动,尽快电除颤或药物除颤。

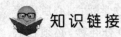 **知识链接**

开胸心外按压术

胸外心脏按压时,患者的心排血量仅及开胸复苏时的一半,心和脑等重要器官的灌注不足。开胸心外按压可使冠状动脉的血流达到正常的60%,脑血流达到正常的50%,患者长期存活率可达28%。在有手术条件的医院,特别是胸部创伤(尤其是心脏创伤、心脏压塞、多处肋骨骨折、血气胸)及严重脊柱和胸廓畸形者,均应积极采取开胸复苏。

四、传统心肺复苏术存在的问题与腹部按压试验

传统CPR不仅成功抢救率不高,在实施过程中的一些问题值得探讨。

(一)传统CPR在实施过程中存在的问题

传统的胸外按压CPR方法有其一定的局限性,比如胸外按压要求施救者必须保证足够的按压力度(45~55kg)和按压幅度(4~5cm),这导致其中有1/3被救者发生了肋骨骨折。同时,传统CPR中口对口人工呼吸尚能增加疾病传播的危险,不易被施救者接受,这些都阻碍了CPR的有效实施。

传统CPR需要2个人来施救,一人负责人工呼吸,另一人负责胸外按压,需要时可以交换。传统CPR有诸多缺点,但却一直是主流的抢救方法,因为人们仍未找到一种理想的替代方法。

（二）腹部按压有效增加冠脉灌注

美国 Purdue 大学的 Geddes 等研究发现了一种只需腹部节律按压的复苏方法，与传统 CPR 相比，单纯腹部挤压式心肺复苏（OAC-CPR）可以提高冠脉灌注率约 60％，且不损害脏器功能。

上世纪 80 年代时，美国 Purdue 大学一名学生观察到，每次胸外按压后如果进行一次腹部按压将可以使 CPR 血流加倍。这个现象启发了 Geddes。

如果只进行腹部按压而不进行胸外按压会如何？理论上说，腹部器官中包含了人体血液供应的 25％，腹部压力迅速上升可以导致这些血液流入心。腹部按压可以使膈上升，因此，每次按压结束时，都可导致被救者吸气。这些都为 OAC-CPR 的诞生提供了理论依据。

在验证 OAC-CPR 效果的动物实验中，研究者用一种按压板对猪实施复苏。研究者对发生室颤的猪进行腹部按压，以每分钟 100 次、每次 100 磅力的强度按压（大约每 2 次深呼吸重复 30 次）。研究者采用名为冠脉灌注指数（CPI）的新指标衡量了传统 CPR 与 OAC-CPR 的复苏效果。CPI 被定义为每分钟主动脉压与右心房压力之间的差值。

结果表明，在心跳正常情况下，猪心 CPI 平均值为 4016mmHg。在发生室颤时，实施 OAC-CPR 后，猪 CPI 平均值为 922mmHg，占正常值的 0.24。也就是说 OAC-CPR 可以给心运送近 1/4 的正常血流。在另外一组实验中，猪正常心跳时的 CPI 平均值为 3781mmHg。发生室颤时，在实施传统 CPR 后，猪 CPI 平均值为 645mmHg，占正常值的 0.17。即传统 CPR 只能运送正常心血流量的 17％。研究者比较了两种复苏方法，发现 OAC-CPR 与传统 CPR 相比，可以增加冠脉灌注率达 60％。

（三）腹部按压与传统按压

OAC-CPR 可以有效提高冠脉灌注，即可以运送更多含氧丰富的新鲜血液入心，这是提高复苏成功率的关键。在实施 OAC-CPR 的过程中，主动脉压持续高于右心房压力，从而保证含氧低的血液不会回流入心。而传统 CPR 常引起血液倒流，即含氧量低的血液回流入心。这将大大影响复苏的成功率。

此外，OAC-CPR 无需口对口人工呼吸，不会让施救者有被传染疾病的困扰。OAC-CPR 不要求有力的胸外按压，不会增加被救者肋骨折的危险，而且只需要一个施救者就可能成功复苏。

传统 CPR 的效果已经过 40～50 年的验证，无论是动物实验还是临床试验，都肯定了传统 CPR 的作用。OAC-CPR 在动物实验中得出了积极的结果，但是该研究缺乏有效的对照，仍然有待进一步临床试验的验证。

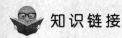 **知识链接**

腹部提-压心肺复苏法

腹部提-压心肺复苏法是通过吸盘吸附于腹部，利用相连的手柄有节律地提拉和按压腹部的方法。临床研究显示，腹部提压产生的潮气量大于胸外提压和胸外按压产生的潮气量，通气效果理想。其机制可能是借助吸盘提拉腹部促使膈肌上下移动，膈肌下移时胸腔负压增大，有利于空气进入肺部,膈肌上移时利于肺部气体排出,导致胸腔压力发生变化,充分发挥了"肺泵"作用;加之腹部较胸部柔软,达到一定的按压与提拉幅度时能使膈肌更大程度地上下移动,充分增加吸气与呼气量,达到了体外人工呼吸之作用。

五、美国心脏医学会公布最新心肺复苏术

美国心脏医学会公布最新版心肺复苏术:按压两乳中间、双掌扣叠、每分钟按压 100 次,持续至救护人员抵达,可达到急救效果。该复苏方法没有口对口、口对鼻吹气的忌讳,且简单易记,值得推广。

(陈　尚)

第二节　急性出血包扎的应用解剖

一、急性出血的危害和并发症

急性大出血是人体受伤后早期致死的主要原因。外伤引起的大出血,如不及时予以止血与包扎,会严重地威胁人的健康和生命。中等口径的血管损伤出血,可导致或加重休克;大动脉出血,如颈动脉、锁骨下动脉、腹主动脉、股动脉等出血,患者可于 2～5 分钟死亡。因此,当人体受到外伤时,首先应确保呼吸道通畅和当即采取有效的止血措施,防止因急性大出血而导致的休克,甚至死亡。

外伤出血可以说是十分常见的意外伤害。一旦遭遇外伤出血,快速止血是现场急救的首要步骤,而直接压迫出血点可以有效控制出血。但止血带止血时,很可能会因为控制止血带的压力和压迫时间不当,出现严重的并发症,如肢体缺血坏死、急性肾衰竭等。

二、出血的分类和临床表现

(一)按损伤的血管性质分类

1.动脉出血

血色鲜红,血液由伤口向体外喷射,危险性大。

2.静脉出血

血色暗红,血液不停地流出。

3.毛细血管出血

血色鲜红,血液从整个创面渗出,危险性小。

(二)根据出血部位的不同分类

1.外出血

由身体表面皮肤受伤引起的出血,血液从伤口流出,能够看见出血情况。

2.内出血

体内的脏器或组织受损伤而引起的出血,血液由破裂的血管流入组织或脏器、体腔内,从体表看不见血。如肝破裂、胸腔受伤引起的血胸等。

3.皮下出血

皮肤未破,只在皮下软组织内出血,如挫伤,瘀斑等。

(三)外伤出血的临床表现

1.动脉出血

由于动脉血管内压力较高,所以出血时呈泉涌、搏动性,尤其是大的动脉血管破裂,血液呈喷射状,颜色鲜红,常在短时内造成大量失血,若止血不及时或止血不当,会导致生命危险。

2.静脉出血

出血时缓缓不断地外流,呈紫红色。如大静脉出血,往往受呼吸运动的影响,吸气时流出较缓,呼气时流出较快。

3.毛细血管出血

出血时,血液成水珠样流出,多能自动凝固止血。

成年人血液总量一般是体重的 8% 左右,如失血量达全身血量的 20% 以上时,则出现休克症状:脸色苍白,口唇青紫,出冷汗,四肢发凉,烦躁不安或表情淡漠,反应迟钝,呼吸急促,心慌气短,脉搏细弱或摸不到,血压下降或测不到,需紧急抢救;而超过 40%,抢救不及时随时有生命危险。

三、急性出血包扎的相关解剖结构

(一)动脉的解剖特点

1.动脉的结构特点

动脉分为大动脉、中动脉、小动脉和微动脉四级。虽然各级动脉的管腔大小不同,但其管壁的组织结构,都可分为内膜、中膜、外膜。

内膜最薄,由一层内皮和少量结缔组织构成。表面光滑,可减少血流的阻力。中动脉的内膜靠近中膜处还有较明显的波浪状的内弹性膜,大动脉有内弹性膜,但不明显。

中膜最厚,由平滑肌、弹性纤维和胶原纤维组成。大动脉的中膜以弹性纤维为主,管壁具有较大的弹性,称弹性动脉。中动脉的中膜含有 10～40 层环行平滑肌;小动脉的中膜主要由 3～4 层环形平滑肌构成,因而中动脉和小动脉称肌性动脉。小动脉平滑肌收缩,管径明显变小,外周阻力增大,故小动脉又称阻力血管。

外膜较薄,主要由结缔组织构成。中动脉的外膜近中膜处有明显的外弹性膜,大动脉有外弹性膜,但不明显。

心室收缩射出的血液作用于大动脉的弹性纤维,使其被动拉长,大动脉管腔被动扩大可暂时贮存心室射出的血液;心室舒张,没有射血的外力作用,拉长的弹性纤维回缩可迫使血液向外周流动;大动脉破裂时,弹性纤维回缩则使血液如喷泉射出,速度很快。动脉管壁内还有平滑肌,它们收缩时同样压迫血液向外周流动;血管破裂时,平滑肌收缩同样使血液如喷泉般射出。

2.体循环动脉的解剖特点

体循环的动脉主干是主动脉,主动脉通过其分支分布于身体相应部位。动脉大多行于肌层之间或骨表面,仅在一些部位位置浅表。动脉破裂,血液外流迅速,失血过多将危及生命,故动脉位置浅表部位成为指压止血部位。

(1)头颈部动脉的解剖特点　头颈部的动脉主干是左、右颈总动脉。右颈总动脉起自头臂干,左颈总动脉起自主动脉弓。两侧颈总动脉沿着食管、气管和喉的外侧上升,至甲状软骨上缘平面分为颈内动脉和颈外动脉。

颈外动脉起自颈总动脉,向上进入腮腺实质,并在腮腺内分为颞浅动脉和上颌动脉两终支。颈外动脉的分支有甲状腺上动脉、面动脉、颞浅动脉和上颌动脉等。其中:①面动脉:平舌骨大角稍上方,由颈外动脉发出,经下颌下腺深面至咬肌前缘,绕过下颌骨下缘至面部,沿鼻唇沟至内眦,易名为内眦动脉。面动脉分支营养下颌下腺、面部和腭扁桃体等。面动脉在咬肌前缘绕下颌骨下缘处,位置表浅,活体上可触及其搏动。当面部出血时,可在此处压迫止血。②颞浅动脉:经外耳门前方上行至颞部皮下,分支营养腮腺、颞部和颅顶等的软组织。颞浅动脉在外耳门前方可触及其搏动,当头前外侧部出血时,可在此处压迫止血。

(2)锁骨下动脉和上肢的动脉　锁骨下动脉在第1肋外缘续为腋动脉,腋动脉经腋窝到背阔肌下缘处移行为肱动脉。

肱动脉沿肱二头肌内侧沟下行至肘窝,分为桡动脉和尺动脉。肱动脉分支营养臂部和肘关节。肱动脉在肘窝稍上方,肱二头肌肌腱的内侧,位置表浅,可触及其搏动,此处为测量血压时听诊的部位。当上肢远侧部大出血时,可在臂中部的内侧将肱动脉压向肱骨止血。

桡动脉在肘窝起自肱动脉,在前臂前面桡侧肌群之间下行,最后入手掌。桡动脉在行程中发出分支主要营养桡侧。桡动脉在前臂远端桡侧腕屈肌肌腱的外侧即桡骨茎突前内侧位置表浅,可摸到其搏动,为诊脉的常见部位。

掌浅弓和掌深弓:桡动脉与尺动脉的终支到手掌,互相吻合,形成掌浅弓和掌深弓。掌浅弓和掌深弓发出分支营养手掌和手指。营养手指的分支沿手指掌面的两侧向远端到指尖。手指出血时,可在手指根部的两侧同时压迫止血。

(3)盆部和下肢的动脉　主干是髂总动脉,左、右各一,至骶髂关节的前方分为髂内动脉和髂外动脉。髂内动脉是盆部的动脉主干。髂外动脉经腹股沟韧带中点的深面至股前部移行为股动脉。

股动脉在腹股沟韧带中点的深面接续髂外动脉,在股三角内下行,至股三角下份穿向背侧到腘窝,改名腘动脉。在腹股沟韧带中点下方可摸到股动脉的搏动,当下肢出血时,可在此处将股动脉压向耻骨止血。

腘动脉在腘窝深部下行,到腘窝下角分为胫后动脉和胫前动脉。

胫前动脉从腘动脉发出后,向前穿骨间膜到小腿肌前群之间下行,至踝关节前方移行为足背动脉。胫前动脉和足背动脉营养小腿肌前群和足背、足趾。当足背出血时,可在内外踝连线的中点压迫足背动脉止血。

(二)静脉的解剖特点

1.静脉的结构特点

与同级的动脉相比,静脉管腔大且形状不规则;管壁较薄;内有向心性开放的静脉瓣(图6-10),可阻止血液逆流,但头颈部和胸部的静脉及肝门静脉系大多无静脉瓣。

体循环的静脉在配布上可分为深静脉和浅静脉。浅静脉位于皮下组织内,故又称皮下静

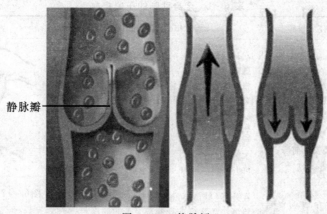

图 6-10　静脉瓣

脉。浅静脉位置表浅,临床上常用作静脉内注射、输液和输血等。静脉之间有丰富的吻合。

静脉的管壁也分为内膜、中膜、外膜。内膜较薄,由内皮和结缔组织组成;中膜稍厚;外膜最厚,大静脉的外膜内有大量纵行平滑肌束。

静脉破裂,血液外流速度较动脉缓慢。

2.体循环静脉的解剖特点

(1)头颈部的静脉　主要有颈内静脉和颈外静脉。颈内静脉为头颈部静脉回流的主干,于颈根部与锁骨下静脉合成头臂静脉,主要属支有面静脉。颈外静脉是颈部最大的浅静脉,沿胸锁乳突肌浅面下行,注入锁骨下静脉。颈外静脉位置表浅且恒定,故临床儿科常在此做静脉穿刺。

(2)锁骨下静脉和上肢的静脉　锁骨下静脉在第1肋的外缘续于腋静脉,与颈内静脉汇合成头臂静脉。锁骨下静脉的管壁与第1肋的骨膜及邻近的筋膜结合较紧密,因此其位置较固定,管腔较大,可作为静脉穿刺或长期导管输液的血管。

上肢深静脉与同名动脉伴行,最后经腋静脉上续为锁骨下静脉。上肢浅静脉主要有头静脉、贵要静脉、肘正中静脉、前臂正中静脉等。临床常选择肘正中静脉进行药物注射或采血。

(3)盆部和下肢的静脉　盆部的静脉在各脏器周围构成丰富的静脉丛,如直肠静脉丛等,再汇入髂内静脉。

下肢的深静脉与同名动脉伴行,最后经股静脉上行达腹股沟韧带中点的深面,移行为髂外静脉。股静脉位于股动脉内侧,临床上常用作静脉穿刺。

下肢的浅静脉主要有大隐静脉、小隐静脉。大隐静脉在内踝前上方位置表浅,临床上常在此处作大隐静脉穿刺或切开输液。

四、急性出血包扎操作过程及应注意的解剖结构

(一)急性出血止血操作过程

1.指压止血(压迫止血)

指压止血是较迅速有效的一种临时止血方法,止住出血后,需立即换用其他止血方法。方法是用手指在伤口上方(近心端)的动脉压迫点上,用力将动脉血管压在骨骼上,中断血液流通达到止血目的(表6-1)。

表 6-1　全身动脉的压迫止血

动脉名称	走向或体表投影	压迫止血、诊脉的部位	图例
颈总动脉	自胸锁关节向上到下颌角与乳突连线的中点引一条线,在平甲状软骨上缘以下为颈总动脉的体表投影	在环状软骨高度的两侧,可摸到颈总动脉的搏动 将颈总动脉向后内压迫到第 6 颈椎横突上,可进行头颈部临时性止血	
面动脉	越过下颌骨下缘与咬肌前缘交界处,经咬肌前缘、口角和鼻翼两侧上行	在下颌体下缘与咬肌前缘交界处,可摸到面动脉搏动。在此处将面动脉压向下颌体,可进行面部临时性止血(图6-11)	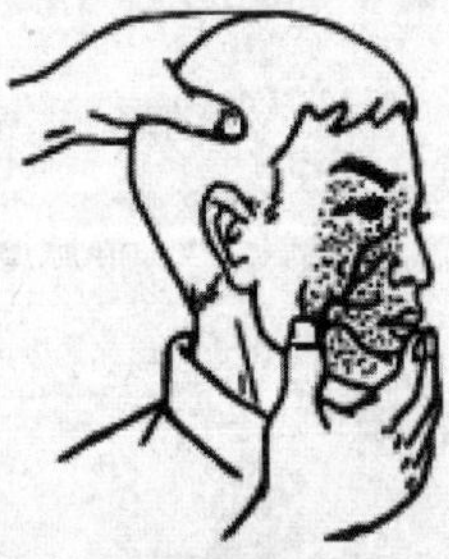 图6-11　面动脉止血点
颞浅动脉	在外耳门前方,越过颧弓根部上行于颞部的皮下	在外耳门前方可摸到搏动。在此处压迫颞浅动脉可进行颞部及颅顶临时性止血(图6-12)	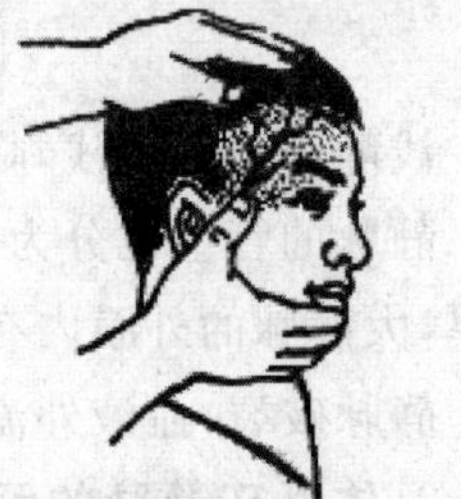
锁骨下动脉	由胸锁关节至锁骨中点划一凸向上的弓状线,其最高点在锁骨上缘约1.5cm处	在锁骨上方约1.5cm锁骨上窝中点处,可摸到锁骨下动脉的搏动。将锁骨下动脉向后下方压向第 1 肋骨临时性止血	图6-12　颞浅动脉止血点
腋动脉和肱动脉	上肢外展90°,手掌向上,自锁骨中点至肘窝中央作连线,上 1/3 为腋动脉的体表投影,下 2/3 为肱动脉的体表投影	在肘关节稍上方,肱二头肌内侧沟内可摸到肱动脉的搏动,此处为测量血压听诊的部位。在臂中份将肱动脉向后外方压于肱骨上,可进行压迫点以下的上肢临时性止血(图6-13)	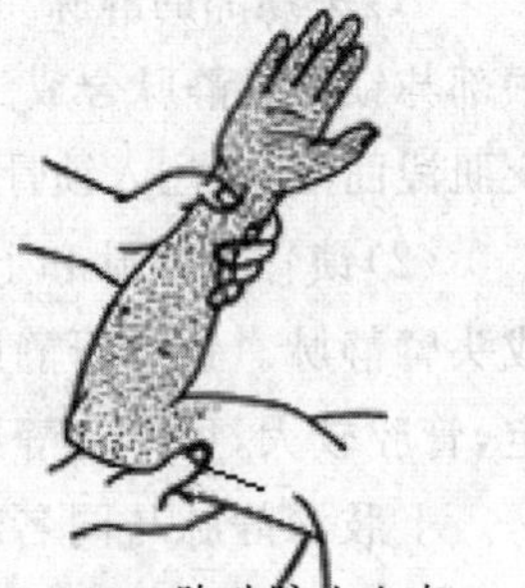
桡动脉	自肱骨内、外上髁间连线中点稍下方到桡骨茎突的内侧引一条直线,为桡动脉的体表投影	在前臂远侧端桡侧腕屈肌腱的外侧易摸到桡动脉的搏动,此处是诊脉的常用部位	图6-13　肱动脉止血点
股动脉	从腹股沟韧带中点向内下方到股骨内侧髁上方连线的上 2/3 部分为股动脉的体表投影	在腹股沟韧带中点下方可摸到股动脉的搏动。于此处将股动脉压向耻骨可进行下肢临时性止血(图6-14)	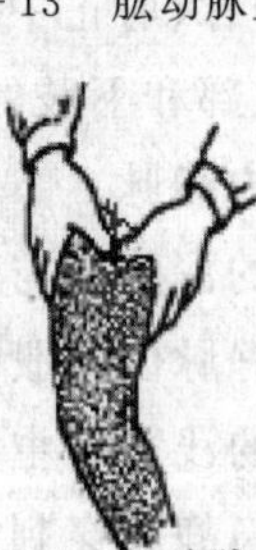
腘动脉	行于腘窝深部	在腘窝加垫、捆扎固定,可阻止小腿出血	
指掌侧固有动脉	手指两侧上行	在手指根部两侧压向指骨,可使手指止血(图6-15)	图6-14　股动脉止血点
胫前动脉和足背动脉	从胫骨粗隆与腓骨头间的中点到内、外踝间中点的连线,为胫前动脉的体表投影	内、外踝连线中点的下方,可触及足背动脉的搏动。于此处向深部压迫,可减轻足背出血	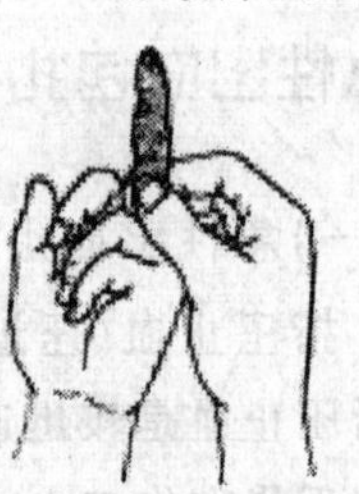
胫后动脉	自腘窝中点稍下方到内踝与跟腱间的中点连一线,该线即为胫后动脉的体表投影	在内踝与跟腱之间,可摸到胫后动脉的搏动。在此处压迫胫后动脉,可减轻足底出血	图6-15　手指动脉止血点

2.加压包扎止血

适用于小动脉、静脉及毛细血管出血。用消毒纱布垫敷于伤口后,再用棉团、纱布卷、毛巾等折成垫子,放在出血部位的敷料外面,然后用三角巾或绷带紧紧包扎起来,以达到止血目的,力度应把握在包扎后不仅止血有效,而且远心端动脉还在搏动(图 6-16)。伤口有碎骨存在时,禁用此法。

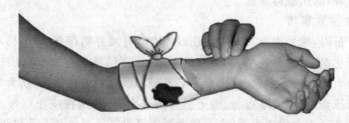

图 6-16　加压包扎止血示意图

3.加垫屈肢止血

上肢、小腿出血,在没有骨折和关节损伤时,可采用屈肢加垫止血。如上臂出血,可用一定硬度、大小适宜的垫子放在腋窝,使前臂屈曲于胸前,用三角巾或绷带把上臂紧紧固定在胸前;如前臂或小腿出血,可在肘窝或腘窝放纱布垫、棉花团、毛巾或衣服等物,屈曲关节,用三角巾或绷带将屈曲的肢体紧紧缠绑起来。

4.止血带止血

用于四肢较大动脉的出血。用其他方法不能止血或伤肢损伤无法再复原时,才可用止血带。因止血带易造成肢体残疾,故使用时要特别小心。止血带有橡皮制的和布制的两种,如果没有止血带时亦可用宽绷带、三角巾或其他布条等代替以备急需。上肢结扎于上臂上 1/3 处。下肢结扎于大腿的中部。结扎时应先将伤肢抬高,受伤部垫上敷料或毛巾等软织物,将止血带适当拉长,绕肢体两周,在外侧打结固定。要标明扎止血带时间,每 40 分钟放松一次。

5.填塞止血

用急救包、棉垫或消毒的纱布填塞在伤口内,再用加压包扎法包扎。用于大腿根、腋窝、肩部、口、鼻、宫腔等部位的出血。

 知识链接

周围大血管损伤的院前急救

周围大血管损伤是常见的急危重症,损伤所致的失血性休克常导致患者还来不及抢救就死亡。因此,周围大血管损伤的诊治始终要围绕一个"快"字进行:快速诊断、快速止血、快速补液、快速转送,其中以"快速止血"为重点。开放性损伤,有搏动性喷射状出血,较易诊断。但对于闭合性损伤,很容易在急救过程中被遗漏,从而失去早期止血、治疗的机会。因此,院前急救应注意:①有无进行性增大的血肿形成,这是急性闭合性血管损伤最常见的表现;②肢体远端供血不足的表现;③肢端苍白、冰凉,毛细血管反应差,桡动脉与足背动脉分别是上、下肢最常用的测定脉搏的部位;④要边诊断、边治疗,尽可能减少患者的失血,为进一步治疗创造条件。大血管损伤的急救处理,要求快速有效的止血,临床经验表明指压止血后即加压包扎、上袖带式气压止血带,三者联合进行,止血效果最理想。

(二)急性出血包扎操作的注意事项和解剖结构

1.加垫屈肢止血的注意事项

有骨折和怀疑骨折或关节损伤的肢体不能用加垫屈肢止血,以免引起骨折端错位和剧痛。使用时要经常注意肢体远端的血液循环,如血液循环完全被阻断,要每隔 1 小时左右慢慢松开一次,观察 3～5 分钟,防止肢体坏死。

2.止血带止血注意事项

①如伤处有骨折时,须另加夹板固定。伤口内有碎骨或异物存在时,不得应用加压包扎止血法。②用止血带止血,一定要扎紧,如果扎得不紧,深部动脉仍有血液流出。③在劳动中不慎发生四肢动脉或大动脉破裂出血时,出血量必然较多。碰到这种情况,伤者或在场人员通常会出于本能采用指压止血法,或拿布条、绳子捆绑阻止出血,或用橡皮止血带来止血。止血带止血法是大血管损伤时救命的重要手段,一般救助者是没有经过急救专业培训,很可能会因为控制止血带的压力和压迫时间不当,出现严重的并发症,如肢体缺血坏死、急性肾衰竭等,因此,必须注意:止血带不能直接缠在皮肤上,必须用三角巾、毛巾、衣服等做成平整的垫子垫上。

在肘和膝关节以下缚止血带无止血作用。肘关节或膝关节以下的肢体出血,将棉垫置于肘窝或腘窝,再强屈其关节止血(图 6-17)。上臂避免绑扎在臂中部,因为此处易伤及桡神经而引起肢体麻痹。

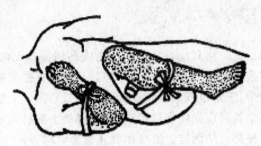

图 6-17 肘、膝关节以下止血

为防止远端肢体缺血坏死,在一般情况下,上止血带的时间不超过 2～3 小时,每隔 40～50 分钟松解一次,以暂时恢复血液循环,松开止血带之前应用手指压迫止血,将止血带松开 1～3 分钟之后再在另一稍高平面绑扎,松解时,仍有大出血者,不再在运送途中松放止血带,以免加重休克。如肢体伤重已不能保留,应在伤口上方(近心端)绑止血带,不必放松,直到手术截肢。上好止血带后,在伤者明显部位加上标记,注明上止血带的时间,尽快送医院处理。严禁用电线、铁丝、绳索代替止血带。

没有经过急救专业培训的人,在抢救伤者时,最好采用指压法止血(即用两手指或手掌压迫出血部位),只有在万不得已的情况下才使用止血带。此外,在止血的同时,最好拨打 120 请求援助。

(陈 尚)

第三节　心包穿刺术的应用解剖

一、心包穿刺术的适用范围、并发症

心包穿刺术是借助穿刺针直接刺入心包腔的诊疗技术。目的：穿刺心包腔内放液，降低心包腔内压，解除心包填塞症状；对穿刺抽取的心包液，作生化测定，涂片寻找细菌和病理细胞、作结核杆菌或其他细菌培养，以鉴别诊断各种性质的心包疾病；通过心包穿刺，注射抗生素等药物用于治疗。

心包穿刺必须在无菌技术下进行，局部应用普鲁卡因麻醉，穿刺部位不可过深，以免刺破心房、心室或刺破冠状动脉造成心包腔大量积血。心包穿刺虽有一定的危险性，但如严格按操作规程谨慎进行，还是比较安全的一种诊断兼治疗的方法。

二、心包穿刺术的相关解剖结构

(一)体表标志的解剖特点

1. 胸骨的解剖特点

位于胸前壁正中的皮下，由胸骨柄、体、剑突三部分组成。胸骨柄与胸骨体相接处，形成一个稍向前突的钝角，称胸骨角，两侧接第 2 对肋软骨，是胸前壁计数肋及肋间隙序数的体表标志(图 6-3，图 6-4)。

2. 胸骨下角的解剖特点

即两侧肋弓在正中线相交形成向下开放的夹角，约 $70°\sim90°$，角内夹有剑突(图 6-4)。

(二)心相对浊音界的解剖特点

叩诊可以确定心的绝对和相对浊音界。正常人的心右界几乎与胸骨右缘相合，但在第 4 肋间处可在胸骨右缘之外；心左界在第 2 肋间几乎与胸骨左缘相合，向下则逐渐左移形成向外凸起的弧形。

(三)心前区穿刺点层次的解剖特点

心前区的厚薄个体差异不大，由浅入深分 5 层。

1. 皮肤和浅筋膜

胸前区和胸外侧区的皮肤较薄。胸骨前面的浅筋膜较薄，其余部分较厚。

2. 深筋膜和肌层

胸前壁胸骨两侧有胸大肌的起点。

3. 肋间组织

胸前壁胸骨两侧的肋间隙内有肋间外韧带、肋间内肌、1～6 肋间血管的终支、2～6 肋间神经的前皮支。①肋间外韧带：肋间外肌从后方的肋结节向前达肋与肋软骨交界处，再向前移行为腱膜，直达胸骨侧缘，此腱膜称肋间外韧带。②肋间内肌：位于肋间外韧带的深面，自胸骨侧缘起向后达肋角。③1～6 肋间血管的终支：较细小，在胸骨外侧缘浅出至浅筋膜。④2～6 肋间神经的前皮支:肋间神经于肋间隙前端近胸骨处,横越胸廓内动脉的前方穿肋间内肌、肋间外韧带及胸大肌,达浅筋膜内,末梢成为前皮支,分布于相应肋间隙前端的胸前皮肤。所以,局部浸润可达麻醉目的。

4. 胸内筋膜

胸内筋膜各处厚薄不一,紧贴胸骨、肋软骨后面的部分比较发达,向下覆于膈穹隆的上面,改名为膈筋膜。胸廓内动脉和两条伴行静脉位于上位 6 个肋软骨、肋间内肌内面的胸内筋膜内,并在胸骨外侧 1～2cm 处,垂直下降至腹直肌鞘,改名为腹壁上动脉。

(四)胸骨下穿刺点层次的解剖特点

1. 皮肤和浅筋膜

该处皮肤和浅筋膜较厚。

2. 腹直肌

位于腹前正中线的两侧,起于耻骨联合与耻骨结节之间,向上止于第 5～7 肋软骨的外面。

3. 膈

位于胸、腹腔之间,为一扁平的膜状肌,呈穹隆状,起于胸廓下口,周围为肌质,肌纤维走向中央移行为中心腱。起始部分为胸骨部、肋部和腰部三部分。胸骨下心包穿刺时穿经胸骨部。

4. 膈筋膜

胸内筋膜移行到膈穹隆上面的部分。

(五)心包的解剖特点

心包为包裹心脏及其大血管根部的密闭性纤维浆膜囊,可分为纤维性心包和浆膜性心包两部分(图 6 - 18)。

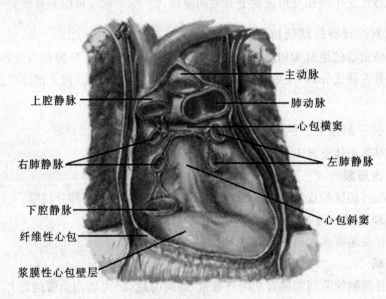

图 6 - 18 心包

1.纤维性心包的解剖特点

为坚韧的纤维结缔组织膜。根据部位分为四部分：①膈部：以纤维层与膈穿刺时穿经此部。②胸肋部：此部大部分被左、右肺及左、右胸膜的前缘遮盖，在膈中心腱和一小部分肌质紧密相贴，胸骨下心包骨下部的左半及左侧第 4～6 肋软骨的胸骨端，直接与胸前壁相贴，此区域称心包游离部（心包裸区）。在左侧壁胸膜的肋胸膜和纵隔胸膜反折线距胸骨左缘的距离在4、5 肋间隙，成人约 0.4～0.5cm，新生儿约 0.5～0.7cm。所以，在心前区做心包穿刺时，常有伤及胸膜的可能，应予以注意。③外侧部：被纵隔胸膜覆盖，两者之间有膈神经及心包膈血管通过。④后部：以疏松结缔组织与食管、主动脉胸部（胸主动脉）相连。

2.浆膜性心包的解剖特点

由浆膜构成，分脏、壁两层。脏层紧贴心肌层，在大血管根部反折至纤维性心包的内面，形成壁层。脏、壁层相互移行形成密闭潜在腔隙称心包腔。腔内有浆膜分泌的少量浆液，以减少心搏动时脏、壁层的摩擦。病理情况下，分泌物增多，即心包腔积液。大量积液可压迫心脏，心浊音界扩大，听诊时心音减弱。壁层心包在纤维性心包的胸肋部内面移行为膈部处，形成一隐窝，其深度为 1～2cm，不被心所充满，是心包积液滞留处，为心包腔穿刺的适宜部位。

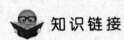 **知识链接**

心包积液及其治疗

心包积液是临床常见病，是由于心包疾病或某种全身疾病引起心包急性炎性反应，在心包脏、壁层之间产生渗出液而成。病因较多，在我国以结核最为常见。少量心包积液常可自行吸收，中、大量心包积液可引起患者呼吸困难，并导致心包填塞，威胁患者生命，常需要心包穿刺来治疗。心包穿刺是一项高危险的操作技术，如操作不慎极易导致患者因恶性心律失常、冠状动脉损伤、心包填塞等死亡，或导致气胸等严重并发症。临床相关资料显示，超声定位下心包穿刺置管术在治疗心包积液中既具有低风险性，又达到缓解症状、明确病因及提高疗效的目的，是一项安全、简便、有效的治疗方法。

三、心包穿刺术操作过程及应注意的解剖结构

（1）术前宜行 X 线及（或）超声检查，以便决定穿刺部位及估计积液程度；积液量少者不宜施术。

（2）选择适宜体位，如从心尖部进针常取坐位；如选择剑突下进针常选斜坡卧位，腰背部垫枕。

（3）嘱患者于术中勿咳嗽或深呼吸，必要时术前可给予适量的镇静剂。

（4）常用穿刺方法有下列两种：①心前区穿刺，于左第 5、6 肋间隙心浊音界内侧 1～2cm处进针，向后、向内指向脊柱方向刺入心包腔。穿刺针尖入皮下后，助手将注射器与穿刺针后的橡胶管相连接，并抽吸成负压，当穿刺针入心包腔后，胶管内立即充满液体，此时即停止进针，以免触及心肌或损伤冠状动脉；此部位操作技术较胸骨下穿刺点的难度小，但不适于化脓性心包炎或渗出液体较少的心包炎穿刺。穿经结构有皮肤、浅筋膜、深筋膜和胸大肌、肋间外韧带、肋间内肌、胸内筋膜、纤维性心包及浆膜心包壁层，进入心包腔。进针深度成人约

2～3cm。②胸骨下穿刺,于胸骨剑突与左第 7 肋软骨交界处(剑肋角或肋弓角)之下作穿刺点(图 6-19),穿刺方向与腹壁成 30°～45°,针刺向上、后、稍向左而入心包腔的后下部,针头边进边吸,至吸出液体时即停止前进。穿经结构有皮肤、浅筋膜、深筋膜和腹直肌、膈胸肋部、膈筋膜、纤维性心包及浆膜心包壁层,进入心包腔。进针深度成人约 3～5cm。其余操作同上。有条件可在超声指导下进行。

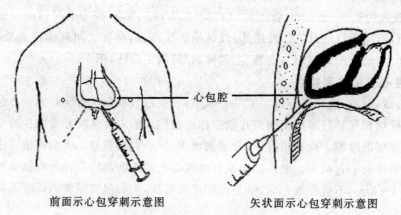

前面示心包穿刺示意图　　　　　矢状面示心包穿刺示意图

图 6-19　胸骨下心包穿刺位置

(5)进针技术与失误防范

①掌握好穿刺方向及进针深度。

②进针速度要慢,当有进入心包腔的感觉后即回抽有无液体,如未见液体,针头亦无心搏动感时尚可缓缓边进边抽。若针头有心搏动感应立即将针头稍后退,换另一方向抽取,避免损伤心及心的血管。

③抽液速度宜缓慢,首次抽液量以 100ml 左右为宜,以后每次抽液 300～500ml,避免抽液过多导致心急性扩张。助手应注意随时夹闭胶管,防止空气进入心包腔。

④术中密切观察患者的脉搏、面色、心律、心率变化,如有心跳加快、出冷汗、头晕等情况,应立即停止穿刺,将患者置于平卧位,并给予适当处理。

⑤术后静卧 4 小时,24 小时内严密观察脉搏、呼吸及血压情况。心电图或心电示波监护下进行心包穿刺。此方法较为安全。用一根两端带银夹的导线,连接在胸导联和穿刺针上,接好地线,检查机器确无漏电。穿刺中严密观察心电图变化,一旦出现 ST 段抬高或室性心律失常,表示针尖刺到心,应立即退针。穿刺部位、层次等同前。

心包穿刺的原则:宜左不宜右;宜下不宜上;宜外不宜内;宜直不宜斜。

(陈　尚)

第四节　心电图技术的应用解剖

一、心电图的概念和应用范围

心电图(Electrocardiography,ECG)是利用心电图机从体表记录心脏每一心动周期所产生的电活动变化图形的技术。

心电图是临床各科应用最广泛的诊断技术,不仅心内科、心外科、急诊科、麻醉科、ICU等各科医生必须掌握,而且护理人员也必须会做、会看心电图,会心电监护,这样才能及时发现患者的病情变化,为及时救治患者提供可靠的信息。

心电图是临床最常用的检查之一,应用广泛。应用范围包括:记录人体正常心脏的电活动;帮助诊断心律失常;帮助诊断心肌缺血、心肌梗死、判断心肌梗死的部位;诊断心脏扩大、肥厚;判断药物或电解质情况对心脏的影响;判断人工心脏起搏状况等。

二、心电图的相关解剖学知识

(一)心的外形

见第六章第一节心肺复苏术的应用解剖。

(二)心内腔

包括右心房、右心室、左心房和左心室。左、右心房间有房间隔分隔,左、右心室间有室间隔分隔。右心房占据心的右上部,壁较薄;右心室在右心房的左前下方。左心房构成心底的大部分;左心室位于右心室的左后下方。

(三)心壁的组织结构

心壁从内向外依次为心内膜、心肌层和心外膜三层(图6-20)。

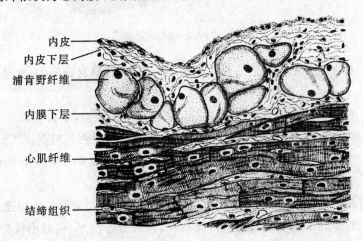

内皮
内皮下层
浦肯野纤维
内膜下层
心肌纤维
结缔组织

图6-20　心壁的组织结构

心内膜是心壁最内层,与血管内膜相连续,由内皮及其深面的结缔组织组成,结缔组织中含有心传导系的细胞。心内膜在房室口和动脉口处突入心腔折叠形成心瓣膜。

心肌层由心肌纤维组成,是心壁的主要组成部分。心房肌较薄,心室肌较厚,左心室肌最厚。心房肌和心室肌互不相连,分别附着于左、右房室口周围的纤维环上。

心外膜被覆在心肌层的外面,即浆膜心包的脏层。

(四)心的传导系统

心的传导系统位于心壁内,由特殊分化的心肌细胞构成,包括窦房结、房室结、房室束及左、右分支、浦肯野纤维(Purkinje)等(图6-21)。功能是自动产生并传导冲动,维持心跳节律。

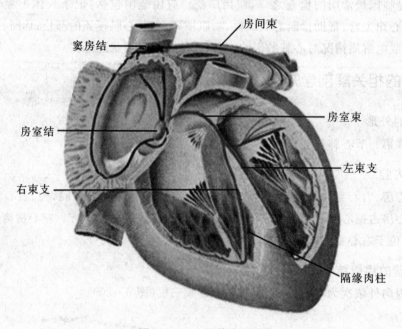

图6-21　心的传导系统

(1)窦房结　位于上腔静脉与右心房之间的心外膜深面,呈椭圆形,内含起搏细胞,是心兴奋的正常起搏点。

(2)房室结　位于房间隔下部冠状窦口前上方的心内膜深面,呈扁椭圆形。它与房结区、结希区共同构成房室交界,具有传导兴奋的作用,是心兴奋的潜在起搏点。

(3)房室束　又称希氏(His)束,起于房室结,进入室间隔膜部分为左束支和右束支,分别沿室间隔肌部左、右侧心内膜深面下行,逐渐分为许多细小分支。

(4)浦肯野纤维　左、右束支的分支形成浦肯野纤维网,与心室肌纤维相连。

由窦房结发出的节律性兴奋,经心的传导系统,先兴奋心房肌,同时由优势传导通路传向心室肌,引起心房肌与心室肌有序的节律性收缩。

兴奋在心内的正常传导途径是:

窦房结产生兴奋　↗　心房肌
　　　　　　　　↘　优势传导通路 → 房室交界 → 房室束及左右束支 → 浦肯野纤维 → 心室肌

(五)胸壁的体表标志和定位线

1.体表标志

胸部的体表标志主要有:胸骨、胸骨角、剑突、肋骨、肋软骨、肋间隙、肋弓等。

2.胸部的标志线

前正中线:通过身体前面正中所作的垂线。

胸骨线:通过胸骨外侧缘所作的垂线。

锁骨中线:通过锁骨中点所作的垂线。

腋前线:通过腋前襞所作的垂线。

腋后线:通过腋后襞所作的垂线。

腋中线:通过腋前、后线之间中点所作的垂线。

肩胛线:通过肩胛骨下角所作的垂线。

三、心电图产生的原理

心肌细胞膜是半透膜,静息状态时,膜外排列一定数量带正电荷的阳离子,膜内排列相同数量带负电荷的阴离子,膜外电位高于膜内,称为极化状态。静息状态下,由于心脏各部位心肌细胞都处于极化状态,没有电位差,电流记录仪描记的电位曲线平直,即为体表心电图的等电位线。心肌细胞在受到一定强度的刺激时,细胞膜通透性发生改变,大量阳离子短时间内涌入膜内,使膜内电位由负变正,这个过程称为除极。对整体心脏来说,心肌细胞从心内膜向心外膜顺序除极过程中的电位变化,由电流记录仪描记的电位曲线称为除极波,即体表心电图上心房的 P 波和心室的 QRS 波。细胞除极完成后,细胞膜又排出大量阳离子,使膜内电位由正变负,恢复到原来的极化状态,此过程由心外膜向心内膜进行,称为复极。同样心肌细胞复极过程中的电位变化,由电流记录仪描记出称为复极波。由于复极过程相对缓慢,复极波较除极波低。心房的复极波低、且埋于心室的除极波中,体表心电图不易辨认。心室的复极波在体表心电图上表现为 T 波。整个心肌细胞全部复极后,再次恢复极化状态,各部位心肌细胞间没有电位差,体表心电图记录到等电位线。

四、心电图电极安放及应注意的解剖结构

(一)心电图体表电极名称及安放位置

心脏是一个立体的结构,为了反应心脏不同面的电活动,在人体不同部位放置电极,以记录和反应心脏的电活动。心脏电极的安放部位见表 6 - 2。在行常规心电图检查时,通常只安放 4 个肢体导联电极和 V1-V6 6 个胸前导联电极。

表 6 - 2　心电图体表电极名称及安放位置

电极名称	电极位置
LA	左上肢
RA	右上肢
LL	左下肢
RL	右下肢
V1	第 4 肋间隙胸骨右缘

电极名称	电极位置
V2	第 4 肋间隙胸骨左缘
V3	V2 导联和 V4 导联之间
V4	第 5 肋间隙左锁骨中线上
V5	第 5 肋间隙左腋前线上
V6	第 5 肋间隙左腋中线上

(二)心电图操作应注意的解剖结构

心电图电极放置位置错误,可导致误诊的发生。要正确放置心电图电极,必须熟悉胸部体表标志和胸部的主要标志线。

辨认肋和肋间序数的主要标志是胸骨角,通过触摸胸骨角可以确定第 4 肋间、第 5 肋间。胸骨角是胸骨柄与体的连接处微向前突形成的,两侧平对第 2 肋。肋间隙是肋与肋之间的间隙。

心肌梗死的部位诊断在临床上主要是根据心电图上相应导联显示有病理性 Q 波(或发病初期的 ST 段弓形抬高)来定位。一般心肌缺血自心内膜下层开始扩展超过心肌壁的 2/3 时,心电图即可在相应导联出现病理性 Q 波。常见的梗死部位如下:前间壁指室间隔的前部,心电图胸前导联 V1~V3 出现病理性 Q 波;前壁靠近室间隔的左室前面部分,V4~V5 导联;前侧壁病变由前壁延向左外侧部分,V4~V6,有时包括 I 及 avL 导联。高侧壁局限于左心室侧壁偏上部分,主要是导联 I 及 avL 的改变。

(李玉芳 陈 尚)

第五节 环甲膜穿刺术的应用解剖

一、环甲膜穿刺术的适用范围、并发症

环甲膜穿刺术是临床各科常用的一种急救技术,在上呼吸道梗阻,尤其是喉梗阻时,来不及或无条件做气管插管和气管切开的情况下,行环甲膜穿刺或切开可以暂时建立人工气道、给氧或注射表面麻醉药及其他治疗用药等。环甲膜穿刺或切开应争分夺秒,最好用手术刀切开,如来不及,水果刀、裁纸刀等均可。时间紧迫可不做皮肤消毒。

二、环甲膜穿刺术的相关解剖结构

广义的环甲膜位于环状软骨和甲状软骨之间,为圆锥形、有弹性的纤维结缔组织膜,又称弹性圆锥(图 6 - 22,图 6 - 23)。狭义的环甲膜仅指弹性圆锥的前部,位于甲状软骨下缘与环状软骨上缘之间,又称环甲正中韧带。其两侧界为环甲肌内侧缘。

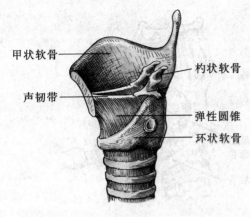

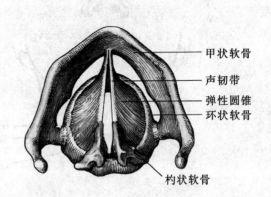

图 6-22　弹性圆锥(侧面观)　　　　图 6-23　弹性圆锥(上面观)

环甲膜前方为皮肤及皮下组织,血管仅有来自甲状腺上动脉发出的环甲动脉,左、右环甲动脉之间常有小吻合支(环甲动脉弓)自两侧横行,并发出穿支,从环甲膜上部进入喉内。神经只有迷走神经发出的喉上神经的外支,与甲状腺上动脉及环甲动脉伴行,穿过咽下缩肌而终于环甲肌。环甲膜的后方即喉腔的声门下腔部,其后壁为环状软骨板。因环甲膜位置表浅,无重要的血管、神经及特殊的组织结构,且终生不钙化,因此是穿刺或切开最方便、最安全的部位。

解剖研究发现,环甲膜略呈等腰三角形,其底(上宽)为(16.1±1.2)mm、顶(下宽)为(6.2±2.8)mm,环甲正中韧带高(11.0±1.0)mm。

三、环甲膜穿刺术操作过程及应注意的解剖结构

(一)环甲膜穿刺术操作过程

1.术前准备
向患者说明施行环甲膜穿刺术的目的,消除不必要的顾虑,检查穿刺用品是否齐全。

2.穿刺步骤
步骤包括:①实施环甲膜穿刺或切开术时,患者应取去枕仰卧位,肩部垫枕,头向后仰,以使环甲正中韧带拉紧,利于穿刺和手术。若患者病情不允许其平卧,也可取坐位,头应尽量后仰。②环甲膜前的皮肤按常规消毒;③左手示指和拇指固定环甲膜处的皮肤,右手持注射器垂直刺入环甲膜(图 6-24),到达喉腔时有落空感,回抽注射器有空气抽出;④固定注射器于垂直位置,注入 1%丁卡因溶液 1ml,然后迅速拔出注射器;⑤再按照穿刺目的进行其他操作;⑥穿刺点用消毒干棉球压迫片刻;⑦若经针头导入支气管留置给药管,则在针头退出后,用纱布包裹并固定。

(二)环甲膜穿刺的注意事项及解剖结构

(1)患者采取去枕仰卧体位时,在颈前正中可看到并触及两个隆起,上为喉结和前角,下为环状软骨弓,两者之间的凹陷处,即环甲膜(环甲正中韧带)。此处喉壁薄,位置表浅,固定,全部为软组织,且无大血管和神经及重要结构,极易进针,简便易行。

(2)环甲膜穿刺时,穿刺针越粗,通气效果越好。但针尖太粗,穿刺阻力过大,不容易进针,还有可能损伤环甲肌及环甲动脉弓,甚至造成喉软骨的损伤,引起喉腔狭窄或其他并发症,加

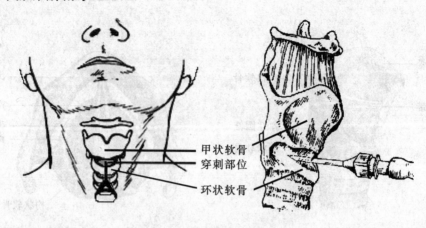

图 6-24 环甲膜穿刺示意图

甲状软骨
穿刺部位
环状软骨

重病情。为了不损伤周围组织,且保证足够的通气量,环甲膜穿刺可用直径为 3mm 左右的套管针或穿刺针。

(3)穿刺部位在甲状软骨以下,环状软骨弓以上,两侧环甲肌以内的区域。弹性圆锥的上缘即声韧带,声韧带表面的黏膜即声襞,声韧带与声襞共同构成声带,是发声器官;两侧声襞之间的间隙称声门裂,是喉腔最狭窄部位。为避免损伤发声器官,并达到更好通气效果,应在环甲正中韧带下端,针尖斜面向下,穿刺针与环甲正中韧带垂直进针。甲状软骨上缘与舌骨之间为甲状舌骨膜,位置更高,急性喉梗塞在此穿刺,不能建立临时通气道,为非穿刺点。

(4)进针深度方面,皮肤至环甲膜内面黏膜的厚度为(4.0±0.5)mm 左右,经环状软骨弓上缘中点处垂直进针时,平均最小穿刺深度为(7.04±0.5)mm,平均最大穿刺深度为(28.6±2.5)mm。在临床实际工作中,当进针达环甲正中韧带时稍有阻力,穿过黏膜入喉腔后有落空感,同时回抽有气体,此时,针头斜面刚入喉腔,为避免穿刺针脱落及并发症出现,应稍微缓慢用力再进入 1~2cm 即可。切忌过快过猛用力,以避免损伤喉后壁的黏膜和喉软骨。

(5)该手术是在患者情况十分危急时的一种急救措施,应争分夺秒,在尽可能短的时间内实施完成;作为一种应急措施,穿刺针留置时间不宜长(一般不超过 24 小时);如遇血凝块或分泌物阻塞穿刺针头,可用注射器注入空气,或用少许生理盐水冲洗,以保证其通畅。

(6)必须回抽有空气,确定针尖在喉腔内才能注射药物。

(7)注射药物时嘱患者勿吞咽及咳嗽,注射速度要快,注射完毕后迅速拔出注射器及针头,以消毒干棉球压迫穿刺点片刻。针头拔出以前应防止喉部上下运动,否则容易损伤喉部的黏膜。

(8)注入药物应以等渗盐水配制,pH 要适宜,以减少对气管黏膜的刺激。

(9)如穿刺点皮肤出血,干棉球压迫的时间可适当延长。

(10)此手术多用于紧急抢救窒息的患者,术后待呼吸梗阻缓解后应及时改做常规气管切开术。

(胡小和 陈 尚)

目标检测

1.何谓心肺复苏？心肺复苏按压的部位位于何处？按压过程中注意什么？

2.急性出血包扎涉及的血管有哪些？对它们进行包扎时应注意什么？

3.患者,女,45岁,因胸闷、憋气、呼吸困难8天入院。心脏彩超示心包大量积液,遵医嘱给予心包穿刺放液,以减轻心包压塞症状并明确诊断。请问:心包的结构特点有哪些？心包穿刺术位于何处？应注意哪些解剖结构？如操作不当可能损伤哪些结构？后果如何？

4.环甲膜穿刺的部位位于何处？在穿刺过程中注意什么？

第七章　常用穿刺技术的应用解剖

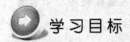 学习目标

【了解】胸腔穿刺术的部位及其结构特点;腹腔穿刺术的部位及结构特点;腰椎穿刺术的部位及结构特点;硬膜外穿刺术的部位及其结构特点。

案例分析

患者,男,35 岁,因车祸胸部外伤半小时急诊入院。患者呼吸困难、面色苍白、发绀、血压下降、脉搏细速,胸部有一 0.4cm 伤口。你认为该患者的诊断是什么? 应作何紧急处理? 为什么?

患者,男,8 岁,因食用花生米 0.5 小时急诊入院。患者呼吸困难、面色苍白、发绀、明显三四征、脉搏细速,你认为应该做何紧急处理? 穿刺部位位于何处? 为什么?

第一节　胸腔穿刺术的应用解剖

胸膜腔穿刺术是将穿刺针经胸壁刺入胸膜腔,抽出胸膜腔内积液进行定性检查,以明确诊断,并治疗由于不同原因引起的气胸、血胸、脓胸、液气胸,以排除胸腔内的积液和积气,减少压迫症状;向胸腔内注射药物进行治疗等。胸膜腔穿刺经过胸壁的皮肤、浅筋膜、深筋膜、肌层、肋和肋间隙、胸内筋膜和壁胸膜,进入胸膜腔。

一、胸壁的层次解剖

胸壁由胸廓和软组织构成。胸前、外侧区的层次如下:

(一)皮肤

胸前外侧部、胸骨及锁骨下部的皮肤较薄,除胸骨区的皮肤移动性较小外,其他部位的皮肤有较大的移动性。

(二)浅筋膜

厚度与个体发育、营养状况、年龄和性别有关,肥胖者可达 1~2cm。浅筋膜内含脂肪、浅血管(肋间动脉和腋动脉的分支等)、淋巴和皮神经,女性还有乳腺。

(三)深筋膜

胸壁的深筋膜分为浅、深两层,分别覆盖于胸大肌的表面和深层,形成结缔组织套样的肌

外膜,并与周围的深筋膜相延续。这种延续有助于使胸的各部紧密的连在一起,并形成预防感染的屏障。

(四)肌层

胸前外侧壁的肌层包括胸肌和部分腹肌。由浅至深分为四层:第一层有胸大肌、腹外斜肌和腹直肌上部;第二层有胸小肌和前锯肌;第三层为肋间肌;第四层为胸横肌。

(五)肋和肋间隙

肋软骨位于肋的前端,向前延长肋骨并有助于胸壁的弹性。肋间隙宽窄不一,并随着体位变化。一般上部宽下部窄,前部较宽,后部较窄。肋间隙内有肋间肌、血管和神经等。血管和神经走在肋沟内。肋间血管和肋间神经伴行,位于肋骨下缘内面的肋沟内。在背部,由于肋沟消失,肋间血管和肋间神经位于肋间隙中间,所以在背部做胸腔穿刺应该紧贴肋骨上缘进针,以避免损伤肋间血管和神经(图7-1)。

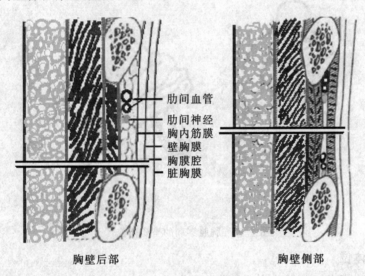

　　　肋间血管
　　　肋间神经
　　　胸内筋膜
　　　壁胸膜
　　　胸膜腔
　　　脏胸膜

胸壁后部　　　　　　　　　　　胸壁侧部

图7-1　胸腔穿刺的部位

(六)胸内筋膜

衬于胸廓内面,是一层致密的结缔组织,它的深面是壁胸膜,两者之间有疏松结缔组织,手术时易于分离。

(七)壁胸膜

胸膜内容见第六章第二节"心肺复苏术的相关解剖结构"相关内容。

在壁胸膜各部相互移行转折处,形成一些间隙,当深吸气时,肺下缘不能深入其内,胸膜腔的这些部位称为胸膜隐窝,主要有肋膈隐窝,为胸膜腔的最低处,各种原因引起的胸腔积液首先积存于此处。直立状态下,200ml以内的积液,液平面低于膈顶平面。因此肋膈隐窝是胸腔穿刺抽液的理想部位。

胸膜有很强的分泌、吸收、修复功能。当胸膜受到炎症刺激时,分泌功能增强,当分泌功能超过吸收功能时形成胸腔积液。如果仅有少量的积液,在药物的治疗下,依靠胸膜自身的吸收能力,不必做治疗性穿刺抽液。因为穿刺也是一种刺激,可导致分泌物增多。临床案例证明,不少患者穿刺抽液后,胸腔积液又短时间恢复到穿刺前的水平,甚至部分患者会出现出汗、心悸、面色苍白、呼吸困难等胸膜过敏反应。因此除诊断性穿刺外,只有积液量过大,有明显的临床症状,例如出现呼吸困难、缺氧等症状时,才需要做治疗性穿刺抽液。

二、胸膜腔穿刺术的解剖应用要点

(一)穿刺的部位

胸腔积液穿刺部位,应根据患侧呼吸音消失或叩诊实音区最明显的部位以及 X 线检查或超声波检查结果确定。通常在肩胛线上第 7~9 肋间隙或腋中线第 5~7 肋间隙的下位肋骨上缘进针(图 7-2)。胸膜腔积气穿刺点通常选在患侧呼吸音消失及叩诊鼓音区,一般在锁骨中线第 2 或第 3 肋间隙,在上、下肋之间进针。

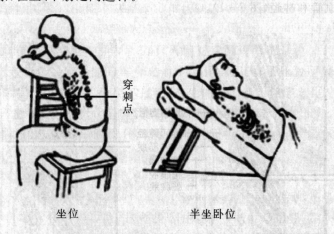

坐位　　　　　　　　半坐卧位

图 7-2　胸腔穿刺的坐姿体位

(二)穿刺的体位

根据病情、穿刺部位确定穿刺体位,通常选择床上坐位、靠椅背反坐位,危重者取半坐卧位,以穿刺区暴露好、操作方便为宜。穿刺体位的确定应与检查部位一致,以防止穿刺位置失误。

(三)穿刺层次

依次经皮肤、浅筋膜、深筋膜、肌层、肌层组织、胸内筋膜和壁胸膜,进入胸膜腔。

(四)进针技术

(1)在选定的进针处,以左手拇指和示指沿肋间隙拉紧皮肤,使肋间隙暴露清楚,防止由于皮肤移动而改变穿刺点的位置。

(2)穿刺针与皮肤呈垂直位,进针速度要缓慢,边进针边抽吸,当吸出液体或气体时即停止进针,以防刺伤肺,穿刺时针头要固定牢固,勿上下左右摆动,以免划破肺。

(五)注意事项

胸膜腔穿刺要注意:①根据穿刺部位决定进针部位,避免刺伤肋间血管和神经。②操作过程中,患者不能随意移动体位,不能咳嗽或深呼吸。③穿刺抽液速度不可以过快,量不可以过大,以免出现纵隔移位。④穿刺点不宜过低,以免刺透膈而伤及肝和脾。⑤注意密切观察患者的反应,发现有大量出汗、胸部疼痛咳嗽、面色苍白、脉搏细弱等情况,应立即停止胸腔放液。

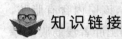 知识链接

胸后壁胸膜腔穿刺术安全区定位

　　胸膜腔穿刺进针时,应避开肋间神经、肋间后血管的主干及其上下支,以免损伤这些结构。尸体解剖显示第7~9肋间神经、肋间后血管的分叉点和下支与下位肋上缘的交点均在肩胛线以内,所以第7~9肋间隙肩胛线外侧的区域,肋间隙中部为安全进针区域;在第6肋间隙,由于肋间神经下支与下位肋上缘的交点在肩胛线外侧(4.50 ± 22.61)mm处,因而,在距肩胛线外侧(4.50 ± 22.61)mm处之外的区域,于肋间隙中部进针会更安全。

第二节　腹腔穿刺术的应用解剖

　　腹腔穿刺术是将穿刺针从腹前壁刺入腹膜腔的一项诊疗技术。其目的有:①抽出腹腔内的积液进行检验,以明确腹腔内积液的性质,作为诊断疾病的依据之一;②适量抽出腹腔内液体,以减轻腹腔内压力,缓解患者腹胀、呼吸困难等临床症状。腹腔穿刺要经过皮肤、浅筋膜、肌层、腹横筋膜、腹膜外脂肪、腹膜,进入腹膜腔(图7-3)。

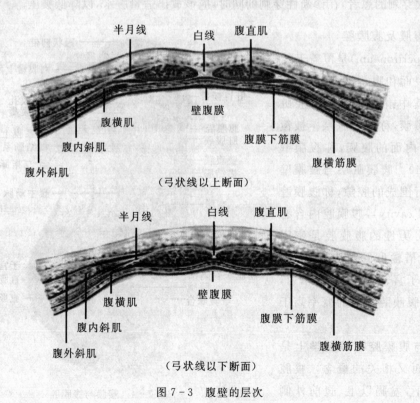

图7-3　腹壁的层次

一、腹壁的层次解剖

(一)皮肤和浅筋膜

腹部皮肤薄而富有弹性,下腹部皮肤更具伸展性。皮肤下面是浅筋膜,该层内含有脂肪,它的厚薄直接关系到进针的深度。一般成人下腹部全层厚度为 1～2cm,而肥胖者浅筋膜的厚度可超过 2cm。体质差或长期大量腹水患者,腹壁厚度可小于 1cm。浅筋膜内浅静脉较为丰富,当门静脉高压时脐周静脉网怒张,穿刺时应该注意,防止引起曲张静脉破裂出血。

(二)肌层

肌层包括腹直肌和其外侧的三层阔肌:腹外斜肌、腹内斜肌和腹横肌。三层阔肌的纤维相互交织排列,以增强腹壁的抵抗力。

(三)腹横筋膜

与肌肉结合疏松,但与腹直肌鞘后层紧密相连。在接近腹股沟韧带和腹直肌外缘处逐渐增厚致密。若穿刺通过此层有突破感,易被误认为已入腹膜腔。

(四)腹膜外脂肪

上腹部较薄,下腹部较厚特别是腹股沟区。此层与腹膜后间隙的疏松结缔组织相连续,如果穿刺后腹水外漏,易进入并积聚于腹膜外脂肪内,并向腹膜后间隙内扩散。因此,穿刺完成后立即束腹带,在病情允许的情况下,患者应暂取平卧位,以减小下腹部的压力,对已经形成大量腹水初次穿刺的患者,在诊断性穿刺的同时,应该放出适量腹水,以降低腹压。

(五)腹膜及腹膜腔

腹膜(peritoneum)是覆盖于腹、盆腔脏器表面和腹、盆壁内面的一层浆膜。其中:被覆于腹、盆腔脏器表面的腹膜,称腹膜脏层。被覆于腹、盆壁内面的腹膜,称腹膜壁层(图 7-4)。腹膜脏层与腹膜壁层相互移行围成的腔隙,称腹膜腔(peritoneal cavity),腹膜腔内含有少量浆液。男性的腹膜腔是密闭的;女性则借输卵管的腹膜腔口,经输卵管、子宫、阴道与外界相通,因此,女性腹膜腔感染的概率高于男性。

腹腔与腹膜腔在解剖学上是两个不同而又相关的概念。腹腔是指膈以下,盆膈以上,腹前外侧

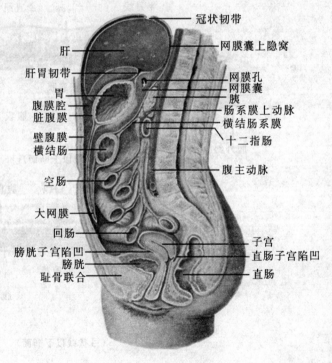

图 7-4 腹膜与腹膜腔

壁和腹后壁围成的腔,腹、盆腔脏器和腹膜均位于腹腔内。腹膜腔是指腹膜脏层与腹膜壁层互相移行所围成的腔隙,腔内只含有少量浆液,起润滑作用,腹、盆腔脏器均位于腹膜腔外。临床上腹膜外位器官如肾和膀胱等手术,常在腹膜外进行,不需经过腹膜腔,以免造成腹膜腔的感染和术后粘连。

腹膜薄而光滑,具有很强的分泌、吸收、防御和固定、修复等功能。正常腹膜分泌少量浆液,对脏器有保护、润滑、减少摩擦的作用。腹膜可吸收腹膜腔内少量积液和空气。腹膜各部的吸收能力不一,上腹部的腹膜面积较大,血管较丰富,且受呼吸运动的影响明显,吸收能力强;下腹部的腹膜对毒素的吸收较缓慢。临床上腹膜腔炎症或手术后的患者多采取半卧位,使有害液体流至直肠膀胱陷凹或直肠子宫陷凹等处,既可减少毒素的吸收,降低中毒症状,又由于此处腹膜邻近直肠、阴道,便于穿刺或切开引流治疗。

二、腹腔穿刺术的解剖应用要点

(一)腹壁下血管

腹壁下动脉位于腹横筋膜的前方。该动脉的体表投影相当于腹股沟韧带中、内 1/3 交界处与脐的连线(图 7-5),因此在左下腹穿刺宜在脐与左髂前上棘连线的中、外 1/3 交界处刺入,若穿刺点偏内,有损伤腹壁下血管的危险。

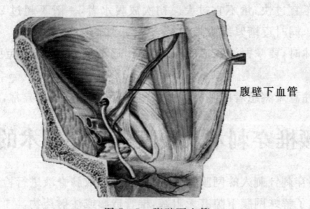

图 7-5　腹壁下血管

(二)腹水对脏器位置的影响

除腹膜外位器官(如肾、输尿管、十二指肠)和盆腔器官外,腹腔内的器官大部分(如空肠、回肠、横结肠、乙状结肠等)有活动性,由于各种病因引起腹水积聚,腹腔内的器官在腹水的"漂浮"作用下,容易改变原有的位置。当穿刺放出大量腹水时,腹腔压力骤降,腹壁松弛,被推移的器官复位,或超复位下降,牵拉系膜和血管神经,患者可出现各种不适症状和体征。

(三)穿刺部位和穿刺的层次

1.下腹部正中旁穿刺点

脐与耻骨联合连线的中点上方(或连线的上中 1/3 段)偏左或偏右 1~2cm,依次穿过皮肤、浅筋膜、白线或腹直肌内缘、腹横筋膜、腹膜外脂肪和壁腹膜,进入腹腔。

2.左下腹穿刺点

脐与左髂前上棘连线的中、外 1/3 段交界处,依次穿过皮肤、浅筋膜、腹外斜肌、腹内斜肌、腹横肌、腹横筋膜、腹膜外脂肪、壁腹膜,进入腹腔,可避免损伤腹壁下动脉。

3.侧卧位穿刺点

脐平面与腋前线或腋中线交点处,穿刺的层次同左下腹穿刺点。此处穿刺多用于腹膜腔内少量积液的诊断性穿刺。

(四)穿刺体位

根据病情的需要可取坐位、半卧位或平卧位,尽量使患者舒适,以便耐受较长时间的操作。对疑腹腔内出血或腹水量少者行实验性穿刺,穿刺时取卧位。

(五)进针技术

对诊断性穿刺及腹腔内注入药物者,选好穿刺点后,垂直刺入。对腹水较多者,穿刺针自穿刺点斜行刺入皮下,然后再使穿刺针与腹壁呈垂直方向刺入腹腔,以防腹水自穿刺点漏出。

(六)注意事项

(1)进针速度不宜过快,以免刺破漂浮在腹水中的肠管。术前嘱患者排尿,以免损伤膀胱。进针深度视患者腹壁情况而定。

(2)放腹水速度不宜过快,量不宜过大。初次放腹水者,一般不超过 2000ml,并在 2 小时以上的时间缓慢放出,同时逐渐紧缩腹带。

(3)腹腔注入气体时,要掌握注气速度和注气量,逐渐调整腹压,以免引起患者恶心、呕吐等胃肠道刺激症状。

(4)放腹水期间注意观察患者的呼吸、脉搏、面色及神志等,如有异常,应停止放液。

第三节 腰椎穿刺术及硬膜外隙穿刺术的应用解剖

腰椎穿刺术是将穿刺针刺入蛛网膜下隙,其目的是抽取脑脊液进行检验,协助诊断某些疾病,还可测定颅内压,了解蛛网膜下隙有无阻塞,椎管造影或注射药物。

硬膜外隙穿刺术是将穿刺针刺入硬膜外隙,注入药物以阻滞通过椎管内间隙的神经根,阻断神经的传导功能,使痛觉消失,用于手术麻醉或临床疼痛治疗。

一、腰椎穿刺术及硬膜外隙穿刺术的相关解剖

(一)椎骨的解剖特点

椎骨一般由椎体和椎弓组成,椎体位于前方,椎弓位于后方。椎弓上有 7 个突起,其中 1 个棘突,伸向后方(图 7-6)。椎体与椎弓共同围成椎孔,所有椎孔连成椎管,容纳脊髓。在相邻椎骨的椎弓根处,椎下切迹和椎上切迹围成的孔,称椎间孔,是脊神经和血管进出的部位。

颈椎,共 7 块,椎体较小,横突根部有横突孔,孔内有椎动脉通过。第 1 颈椎又称寰椎,无椎体,只有前弓、后弓和侧块;第 2 颈椎又称枢椎,椎体上有向上的突起称齿突;第 7 颈椎又称隆椎,棘突较长,头微低时,易触及,是计数椎骨序数的标志。

胸椎,共 12 块,棘突较长,向后下方倾斜,呈叠瓦状排列。

腰椎,5 块,椎体较大,棘突呈板状,矢状位伸向后方。腰椎棘突之间的间隙较大,下部腰椎之间的棘突间隙是腰部穿刺的部位。

骶骨,1 块,由 5 块骶椎融合而成。骶骨呈三角形,底朝上,内有骶管,骶管末端开放形成三角形的骶管裂孔,裂孔两侧向下的突起称骶角,在体表易触摸,是骶管麻醉的定位标志。

(二)椎骨间的连接

椎骨之间借椎间盘、韧带和关节等相连结。椎间盘是位于相邻椎体之间的纤维软骨盘。它的周围部称纤维环,中央部称髓核。椎间盘坚韧而有弹性,既能牢固连结椎体,又容许椎体之间有少量的运动。连结椎骨的韧带有长、短两类。长韧带有 3 条:前纵韧带,位于椎体和椎间盘的前面;后纵韧带,位于椎体和椎间盘的后面,二者对连结椎体、固定椎间盘都具有重要的作用;棘上韧带,连于各个棘突的尖端,细长而坚韧。短韧带有 2 条:黄韧带,厚而坚韧,连于相邻椎弓之间;棘间韧带,较薄弱,连于相邻棘突之间。腰椎穿刺时,穿刺针由浅入深依次经过棘上韧带、棘间韧带和黄韧带(图 7-6)。

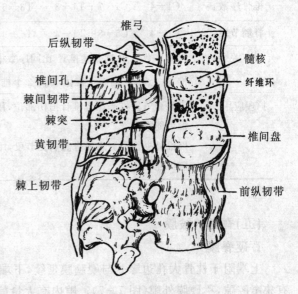

图 7-6 椎骨的连结

(三)脊柱整体观

前面观:脊柱自上而下,椎体由小渐大,至骶部以下又变小。这与脊柱承受重力的递增及转移有关。

后面观:棘突纵行排列成一条直线。颈椎的棘突近水平伸向后方;胸椎的棘突斜向后下方,呈叠瓦状,排列较紧密;腰椎的棘突近水平向后伸出,棘突间的距离也较大,适合做穿刺。

侧面观:可见脊柱有四个生理弯曲,包括凸向前的颈曲和腰曲,凸向后的胸曲和骶曲。腰曲从第 12 胸椎至骶岬附近,其最凸段在第 3、4 腰椎处,腰曲于站立时最明显。脊柱的生理性弯曲对椎管穿刺和蛛网膜下隙阻滞有重要意义。仰卧时,第 3 腰椎及第 3~4 颈椎处于最高位,第 6 胸椎及骶椎处于最低位。所以蛛网膜下隙阻滞时,如自第 2、3 腰椎棘突间隙刺入注射麻醉药,仰卧时药液易向第 6 胸椎方向流动。如自第 4、5 腰椎棘突间隙注药,仰卧时药液易向骶部方向流动。

(四)脊髓节段与椎骨的对应关系

胚胎早期,脊髓和脊柱大致等长,脊髓各节段与相应椎骨平齐,所有脊神经根呈大致水平的方向经相应椎间孔出椎管。但胚胎第 4 月起,脊髓增长速度比脊柱缓慢,出生时,脊髓下端仅达第 3 腰椎体下缘,成人则平第 1 腰椎下缘,称脊髓升高。因此,早被椎间孔固定了的脊神经根,也从水平位变成不同程度的倾斜,其中:腰、骶、尾部的脊神经根在出相应椎间孔之前,在椎管内垂直下行一段较长的距离,并围绕终丝聚集成束,形成马尾。

由于脊髓的长度比椎管短,所以脊髓节段的序数与椎骨的序数不完全对应(表7-1)。熟悉它们的对应关系,在临床上具有实用意义。

表7-1 脊髓节段与椎骨序数的对应关系

椎骨序数:	C1—4	C4—7+T1—3	T3—6	T6—9	T10—11	T12+L1
脊髓节段:	C1—4	C5—8+T1—4	T5—8	T9—12	L1—5	S1—5+C01
对应关系:	与同序数椎骨一致	比同叙述椎骨高1个椎体	比同序数椎骨高2个椎体	比同序数椎骨高3个椎体	在第10、11胸椎高度	平第12胸椎与第1腰椎
护理应用:	以脊髓节段推测患者椎骨损伤部位,用减法。如第5胸髓损伤,5-2=3,即第3胸椎可能损伤 以椎骨损伤推测患者脊髓病变节段,用加法。如第9胸椎损伤,9+3=12,即第12胸髓可能损伤					

(五)脊髓的被膜

1.硬脊膜

上端附于枕骨大孔边缘并与硬脑膜延续,下端止于尾骨。硬脊膜与椎管内面的骨膜之间有狭窄腔隙,称硬膜外隙(图7-7)。隙内有大量静脉丛、脂肪、淋巴管及脊神经根。硬膜外麻醉就是将麻醉药注入硬膜外隙,以阻滞神经根的传导。

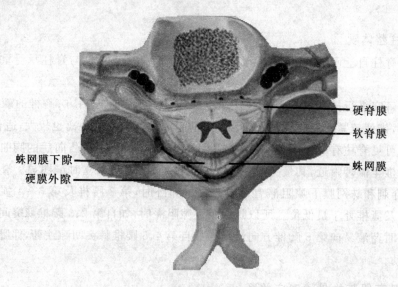

图7-7 脊髓的被膜

2.脊髓蛛网膜

脊髓蛛网膜是一层透明的薄膜,贴于硬脊膜的内面。蛛网膜内面与软脊膜之间的间隙,即蛛网膜下隙,与脑蛛网膜下隙相通,隙内充满脑脊液。在脊髓下端平面以下的蛛网膜下隙扩大,称终池。临床上常在蛛网膜下隙进行腰椎穿刺,抽取脑脊液检查。

3.软脊膜

软脊膜紧贴脊髓表面,是薄而富血管的结缔组织膜。

二、腰椎穿刺术及硬膜外隙穿刺术的解剖应用要点

(一)腰椎穿刺术的解剖应用要点

1.腰椎穿刺部位

脊髓下端在成人平对第 1 腰椎下缘,小儿可达第 3 腰椎下缘,故通常在第 3～4 或 4～5 腰椎棘突间隙穿刺,可防止损伤脊髓。左、右髂棘最高点的连线通过第 4 腰椎,在该棘突上、下方的椎间隙均可作为穿刺点。

2.腰椎穿刺体位

取侧卧前屈位,可使相邻椎骨棘突间隙扩大,利于穿刺(图 7-8)。但在坐位时,脑脊液因重力关系流向下,使终池充胀,前后径可达 15mm 左右,故蛛网膜下隙穿刺时,坐位比卧位更易成功。

3.穿过的层次

沿正中线上的棘突间隙进针,依次穿过皮肤、皮下组织、棘上韧带、棘间韧带、黄韧带、硬膜外隙、硬脊膜、蛛网膜达蛛网膜下隙(图 7-8)。

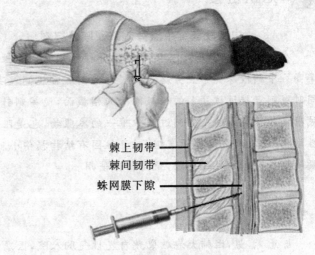

棘上韧带
棘间韧带
蛛网膜下隙

图 7-8 腰椎穿刺示意图

4.进针技术

腰椎棘突几乎水平后伸,穿刺针应在中线上并与脊柱呈直角进针,仔细体验穿过不同层次的感觉。当针穿过黄韧带、硬脊膜时都有落空感。进针的深度根据不同的个体灵活掌握,一般儿童 2～3cm,成人 5～7cm。穿刺时不可用力过猛,否则难以感觉到针尖进入蛛网膜下隙的感觉。

(二)硬膜外隙穿刺术的解剖应用要点

1.硬膜外隙穿刺部位

除体表标志不能清楚摸出第 1～4 颈椎棘突外,脊柱的其他棘突间隙均可穿刺。但第1～5 胸神经的自主神经纤维参与支配心、肺等器官,为了避免麻醉后影响心、肺功能,常选择中、下胸部及上腰部进行穿刺。

2.硬膜外隙穿刺体位

患者取侧卧前屈位,可使相邻椎骨棘突间隙扩大,有利于穿刺。

3.穿经层次

沿正中线上的棘突间隙进针,依次穿过皮肤、皮下组织、棘上韧带、棘间韧带、黄韧带,最后

达硬膜外隙。从皮肤经棘突间隙至硬膜外隙的距离平均为4～5cm。

4.进针技术

根据胸椎棘突结构特点，胸部硬膜外隙穿刺不能垂直进针，应顺应棘突的倾斜度，从后下向前上方向倾斜进针。因为胸部棘突的排列相互之间呈叠瓦状排列。当针穿过黄韧带时，有落空感。如果有脊柱弯曲受限，棘突间隙不清，或老年韧带钙化时，改用侧入法，即在棘突正中（人体中线）外侧1cm处进针，避开棘上韧带和棘间韧带，经黄韧带入硬膜外隙（图7－9）。

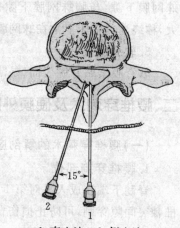

1. 直入法　2. 侧入法

图7－9　直入法与侧入法

 知识链接

中胸段棘突中点旁入路硬膜外穿刺

在硬膜外穿刺技术中，因中胸段脊柱解剖的特殊性，使该部位硬膜外穿刺相对困难，失败率高。中胸段棘突中点旁路径硬膜外穿刺和常规侧入法比较具有以下特点：穿刺路径相对短，同时穿刺点接近被穿刺的椎板间隙的横截面，使穿刺针与脊柱轴线近似垂直，易于控针操作；被确定的棘突是整个穿刺过程中唯一的参照物，也是限制穿刺针进入椎板间隙进针路径的骨性结构，层次和方向易于掌握；对脊柱固有结构损伤小。临床实践表明棘突中点旁入路是中胸段硬膜外穿刺的较佳路径，值得推广使用。

目标检测

1.患者，男，因肺大泡破裂致自发性气胸入院，医嘱给予胸腔穿刺抽气。请问：胸腔穿刺位于何处？为什么选择此处？此处穿刺经过哪几层入胸膜腔？

2.患者，男，60岁，因肝硬化腹水入院，遵医嘱给予腹腔穿刺。请问：腹腔穿刺位于何处？为什么选择此处？此处穿刺经过哪几层入腹腔？

3.脊柱的侧面观有何特点？

4.患者，女，25岁，因头痛、发热3天入院，经查体初步诊断为病毒性脑炎，需行腰椎穿刺抽取脑脊液化验检查。请问：腰椎穿刺常位于何处？为什么选择此处？此处穿刺经过哪几层入终池？

（李东印）

第八章 五官科护理技术的应用解剖

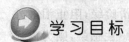

学习目标

【了解】眼科护理技术的部位及解剖特点;耳科护理技术的部位及解剖特点;鼻科护理技术的部位及解剖特点;咽部护理技术的结构及解剖特点。

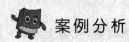

案例分析

患者,女,72岁,白内障术前,遵医嘱给予泪道冲洗。请问:泪道包括哪些结构? 有何特点? 操作时应注意什么?

患者,男,18岁,低热、头痛、鼻塞、流脓鼻涕,医嘱给患者实施上颌窦穿刺冲洗。请问:鼻旁窦有哪些? 为什么上颌窦容易发生慢性炎症? 上颌窦穿刺要注意哪些结构?

第一节 眼科护理技术的应用解剖

一、眼睑护理操作的应用解剖

(一)眼睑的护理技术操作及其目的

眼科常用护理操作中与眼睑相关的操作主要有剪眼睫毛、麦粒肿切开排脓等。剪眼睫毛主要为扩大眼科手术的视野,避免手术时睫毛落入眼内造成污染。麦粒肿切开排脓适用于(内、外)麦粒肿脓肿形成后未溃破或虽溃破但排脓不畅时,需切开排脓,使炎症尽快消退。

(二)眼睑的解剖特点

眼睑位于眼球前方,分上、下眼睑,有保护眼球的作用(图8-1)。眼睑的游离缘称睑缘。上、下眼睑之间的裂隙称睑裂。睑裂的内、外侧端分别称内眦和外眦。内眦呈钝圆形,附近有一微陷的空间称泪湖。泪湖底上有蔷薇色的隆起称泪阜。上下睑内侧端各有一小突起,突起顶部有一

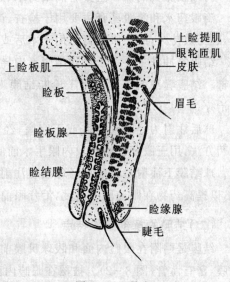

图8-1 眼睑

小孔称泪点,是泪小管的起始处。眼睑从前向后可分五层:①皮肤:睑缘处有 2～3 行睫毛,睫毛根部的皮脂腺称睑缘腺,又称 Zeis 腺,睑缘处还有一种腺腔较大的汗腺称睫腺,又称 Moll 腺,开口于睫毛毛囊或睑缘。两种腺的炎症均可形成外麦粒肿。②皮下组织:为薄层疏松结缔组织,在外伤或病变时易出现水肿或淤血。③肌层:主要为骨骼肌构成的眼轮匝肌和提上睑肌,在睑板上部有由平滑肌构成的睑肌。④睑板:由类似软骨的致密结缔组织构成,是眼睑的支持性结构。睑板两端分别有致密结缔组织构成的睑内侧韧带和睑外侧韧带。睑板内有许多平行排列的分支管泡状皮脂腺,称睑板腺。导管开口于睑缘,分泌物有润滑睑缘,阻止泪液外溢和保护角膜的作用。睑板腺被阻塞时形成的囊肿称霰粒肿。如其发生急性感染,则为内麦粒肿。⑤睑结膜:是薄而透明的黏膜与睑板紧密相贴,其深面的血管和睑板腺清晰可见,睑结膜反折覆盖于巩膜表面称球结膜,反折处形成结膜穹窿。

(三)眼睑护理操作及应注意的解剖结构

剪眼睫毛需动作轻、稳,防止伤及角膜和睑缘皮肤。原则上从外眦向内眦剪,先剪上睑睫毛,再剪下睑睫毛。剪上睑睫毛时嘱患者向下看,用手指压住上睑皮肤稍向上拉,使睫毛直立,以便操作,剪下睑睫毛时反之。

内麦粒肿在睑结膜表面切开,切口与睑缘垂直,以免过多地损伤睑板腺管。外麦粒肿在皮肤表面切开,以求与眼睑的皮肤纹理一致而不影响外观。但二者皆需注意在脓肿未充分形成时不宜切开,更不可挤压排脓,否则可使感染扩散。

二、结膜护理操作的应用解剖

(一)结膜的护理技术操作及其目的

与结膜相关的操作主要有滴眼药水、涂眼药膏、结膜囊冲洗术、结膜囊细菌培养等。

滴眼药水和涂眼药膏主要用于检查、诊断和治疗眼部疾病。因眼药膏在眼内停留时间较长,且药效持久,故涂眼药膏可用于术后或眼部受伤,需眼部包扎者。

结膜囊冲洗主要用于清除结膜囊内异物、酸碱化学物质、脓性分泌物以及眼部手术前清洁消毒。结膜囊细菌培养则用于诊断结膜囊内细菌种属,以便对因治疗。

球后注射为经眼睑皮肤或下穹窿,经眼球下方进入眼眶的给药方法,用于眼底部给药及内眼手术前麻醉。

球结膜下注射是将药物经球结膜注射入球结膜下疏松组织内,以提高药物在眼前段的浓度,治疗眼前段的相关疾病。

(二)结膜的解剖结构特点

结膜是贴附在眼睑内面和眼球巩膜前面的一层薄的半透明黏膜,富有血管(图 8-2)。被覆在眼睑内面的叫睑结膜,覆盖在眼球巩膜前面的叫球结膜。上、下睑结膜和球结膜相互移行处,分别为结膜上、下穹。全部结膜围成的囊状空隙,叫结膜囊,其通过眼裂与外界相通。点用眼药时即将其滴入结膜囊内(通常

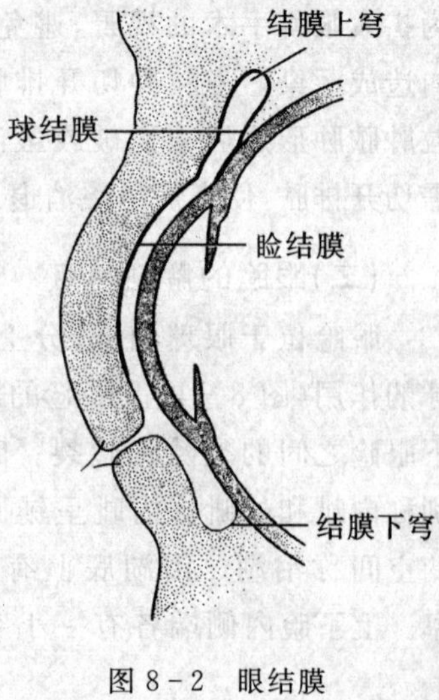

图 8-2　眼结膜

滴入下穹窿的结膜囊内）。沙眼性结膜炎是结膜的常见疾病。

1. 睑结膜

覆贴于睑板之后，在距下睑缘后唇 2mm 处，有一与睑缘平行的浅沟，叫睑板下沟。常为细小异物存留之处。

2. 球结膜

覆盖于眼球前部的巩膜表面，与巩膜表面的眼球筋膜疏松相连，富于弹性，易推动。但在角膜缘附近 3mm 以内的区域，球结膜与其卜的眼球筋膜及巩膜三者紧密结合。故球结膜下注射应在角膜缘附近 3mm 以外的区域进行。在角膜缘处结膜上皮细胞移行为角膜上皮细胞，因而结膜病可累及角膜浅层。当巩膜黄染或结膜下出血时，通过透明的结膜可显而易见。

3. 穹窿部结膜

为球结膜和睑结膜的移行部分，多皱襞，便于眼球转动。是结膜中最厚、最松弛的部分。上穹窿部较深，下穹窿部较浅。穹窿部上皮细胞为复层柱状上皮细胞，上皮细胞下含有多量的淋巴细胞，有时形成滤泡。该部血管丰富。

结膜的分泌腺有：①付泪腺：结构与泪腺相似，但较小，分泌泪液。在睑板上缘者叫 Wolfring 腺，在穹窿部结膜下者叫 Krause 腺。②杯状细胞：位于结膜上皮细胞层，以穹窿部结膜最多，分泌黏液，为黏液性分泌物的来源。结膜炎时增多的分泌物部分来源于此。

(三)结膜的相关操作及应注意的解剖结构

1. 滴眼药水和涂眼药膏

滴眼药水和涂眼药膏皆须注意药水和药膏的施药部位皆为结膜囊下穹窿内，不可直接滴或涂在角膜上(图 8-3)。同时，滴管口或眼膏管口亦要注意勿触及眼睑、睫毛和手指，以免将污染带入结膜囊。滴入阿托品类药品时，为避免药物经泪道进入鼻腔，而经鼻黏膜吸收入血引起副作用，需用棉签压迫泪囊部 2~3 分钟。如患者使用其他眼药后，咽喉部有苦涩感，亦可采用此法避免。

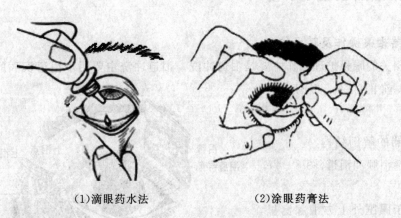

(1)滴眼药水法　　　　(2)涂眼药膏法

图 8-3　滴眼药水法和涂眼药膏法

2. 结膜囊冲洗

不可触及眼睑及眼球，不可直接冲在角膜上，化学性损伤的冲洗应充分暴露上下穹窿部，反复多次冲洗，防止化学物质残留。

3.结膜囊细菌培养

采集结膜囊内分泌物标本的部位为患者患眼的结膜囊的下穹窿部。另需严格执行无菌操作技术,以免造成误诊。

4.球后注射

(1)主要路径 嘱患者向鼻上方注视并保持眼球不动,在眶下缘中、外 1/3 交界处(如从结膜囊进针,则先拉开下睑,从同一位置的下结膜囊刺入)将注射器针头垂直刺入皮肤约 1～2cm,继之沿眶壁走行,向内上方倾斜 30°,针头在外直肌与视神经之间向眶尖方向推进,进针3～3.5cm,抽吸无回血,缓慢注入药液。

(2)注意事项 ①进针时如有阻力或触及骨壁不可强行进针;②进针深度不宜超过 3.5cm,以防刺入颅内,也不要过于偏向鼻侧,以防刺伤较大血管及视神经;③注射后如出现暂时复视现象,是药物麻痹眼外肌或运动神经所致,一般 2 小时后症状即可缓解;④如出现眼球突出、运动受限为球后出血,应予加压包扎。

5.球结膜下注射

(1)主要路径 手术者右手持吸好药物的注射器,左手拇指拉开下睑,令患者眼向内上方注视,以暴露出球结膜。将注射器以水平方向与眼球成 10°～15°角,将针头刺入距角膜缘 5～6mm颞侧近穹窿部的球结膜下,轻轻挑起球结膜进针约 3～4mm,缓慢注入药液,该处球结膜成鱼泡样隆起,注射量一般为 0.3～1ml(根据药物而定)。

(2)注意事项 ①注射时嘱患者勿转动眼球,针尖斜面朝外,针头刺入的方向指向穹窿部,以防刺伤角膜。不合作患者可用开睑器及固定镊固定眼球后再注射;②进针时要避开血管,注射后如有出血,可用棉签压迫片刻;③若需散瞳,扯开粘连的虹膜,应将药液注射在离角膜缘很近的地方(远了效果差)。治疗眼内炎症和玻璃体浑浊,药液用量可多些,注射部位应选择距角膜缘较远的地方。

三、泪器相关操作的应用解剖

(一)泪器相关操作及其目的

与泪器相关的眼科护理操作主要是泪道冲洗。泪道冲洗主要用于泪道疾病的诊断、治疗或内眼手术前的准备,以便清洁泪道。

(二)泪器的解剖结构

泪器包括泪腺和泪道(图 8-4)。

1.泪腺

泪腺位于眼眶外上方泪腺窝里,提上睑肌肌腱从中通过,将其分为上下两个部分:上部为眶部,也叫上泪腺,较大,形态像杏仁,大约 12mm×20mm;下部为睑部,也叫下泪腺,较

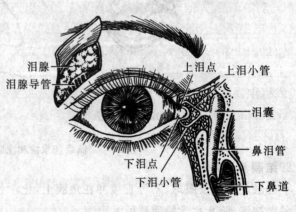

图 8-4 眼泪器

小。泪腺有 10～12 条排泄管。在正常情况下,泪腺在白天大约分泌 0.5～0.6ml 的泪液,起湿润结膜和角膜的作用,而在人睡觉时,则停止分泌泪液。当受到外来有害物质刺激时,可反射性分泌大量泪液而引起流泪,以冲洗和稀释有害物质。

2.泪道

包括泪点、泪小管、泪囊和鼻泪管。

(1)泪点　是位于上、下睑缘内侧端泪乳头顶端的小孔,对向泪湖,分别称为上、下泪点,是泪液进入泪道的起始处。

(2)泪小管　上、下泪小管分别起自上、下泪点,从泪小点开始的 1～2mm 泪小管与睑缘成垂直方向走行,向上、下,然后呈一直角转为近似水平位,长约 8mm,到达泪囊前,上、下泪小管多先汇合成泪总管,后开口于泪囊。

(3)泪囊　泪囊是位于眼眶内侧壁前下方泪囊窝内的一个膜性囊,其上端在内眦水平以上,为膨大的盲端,其下端移行为鼻泪管。眼轮匝肌的部分肌纤维分布于泪囊的浅、深面。收缩时,可扩大泪囊,使囊内呈负压,有利于将结膜囊的泪液引流至泪囊内。

(4)鼻泪管　鼻泪管为泪囊下端的膜性管道,上段大部分包埋于骨性鼻泪管中,与骨膜紧密相贴;下段位于鼻腔外侧壁黏膜的深面,向下开口于下鼻道外侧壁的前份。鼻泪管下端的Hasner 瓣膜为胚胎期的残留物,如生后还未开放可发生新生儿泪溢。

泪液产生后就由这些排泄管排出到结膜囊后,经眼睑瞬目运动,分布于眼球的前表面,后聚于内眦处的泪湖,再由接触眼表面的泪小点和泪小管的虹吸作用,进入泪囊、鼻泪管到鼻腔,经黏膜吸收。

(三)泪道冲洗应注意的解剖结构

1.泪道冲洗主要路径

充分暴露后,在内眦部将针头垂直插入泪点,深约 1～1.5mm,然后转动 90°,使针尖朝向鼻侧,沿泪小管缓慢前进,如无阻力可推进5～6mm(图 8-5)。向管内推注液体,用力均匀、适当。冲洗时如阻力较大,有逆流或从另一泪小管流出,表示泪道阻塞。泪道的不同部位阻塞液体逆流的方向也不同。

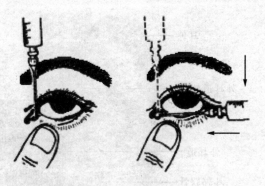

图 8-5　泪道冲洗法

2.注意事项

①插入针头时要掌握方向,以免造成假泪道,如进针遇到阻力,不可强行推进;进针时注意深度以免损伤黏膜。②如下泪点闭锁,可由上泪点冲洗。③勿反复冲洗,避免黏膜损伤或粘连引起泪小管阻塞。

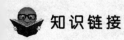 **知识链接**

眼睛干燥综合征

眼睛干燥综合征(干眼症)多为中老年人的常见病,近年来呈年轻化的趋势,主要原因是长时间使用电脑、看电视。调查证实,每天在电脑前工作3小时以上的人群中,有31.2％的人患有干眼症,而在未来5年中,预计干眼症患者人数还将以每年10％以上的速度上升。预防干眼症方法有:要注意用眼习惯,定时休息,在电脑或荧屏前的时间不宜过长,每隔1小时就要休息5～10分钟,尽量远眺让眼睛放松;应注意膳食结构,多补充维生素A、维生素C、维生素D,多吃胡萝卜、水果、海产品等,多喝些菊花茶;保持房间一定的湿度,让眼睛湿润,用热毛巾敷眼,既经济又安全;眨眼是一种保护性神经反射动作,泪液层可以使泪水均匀地涂在角膜和结膜表面,以保持润湿而不干燥;要注意用眼卫生,勤洗手,不用手揉搓眼睛。

第二节　耳鼻咽喉科护理技术的应用解剖

一、外耳相关操作的应用解剖

(一)外耳相关操作及其目的

耳鼻喉科常用护理操作主要集中在外耳,包括外耳道冲洗、外耳道滴药、鼓膜穿刺抽液等。外耳道冲洗主要用于冲出阻塞外耳道的耵聍、表皮栓和其他异物,保持外耳道清洁,提高局部用药疗效。外耳道滴药用于软化耵聍,治疗外耳道及中耳疾病,麻醉或杀死外耳道昆虫类异物。鼓膜穿刺抽液用于抽出鼓室内积液,减轻耳闷感,提高听力。

(二)外耳的解剖特点

外耳包括耳郭、外耳道和鼓膜等(图8-6)。

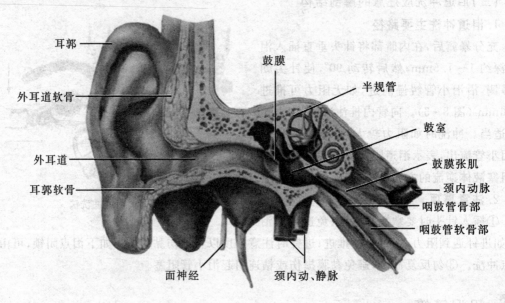

图8-6　外耳的结构

1. 外耳道

外耳道起自外耳门,止于鼓膜的弯道,为一弯曲管道(小儿外耳道较直),先向前上,再向前下,故成人作外耳检查时,需将耳郭向后上方牵拉,将外耳道拉直。其外侧 1/3 为软骨部,内侧 2/3 为骨部。外耳道皮肤内含有毛囊、皮脂腺和耵聍腺,后者的分泌物称耵聍。外耳道皮肤与骨膜、软骨膜紧密结合,外伤容易感染成疖,因皮下组织内富含感觉神经末梢而疼痛剧烈。

2.鼓膜

　　鼓膜是外耳和中耳的分界,为椭圆形薄膜,其位置倾斜,与外耳道下壁构成 45°角。婴儿的鼓膜尤为倾斜,几乎呈水平位。在鼓膜的中心向内凹陷称鼓膜脐;上 1/4 部称松弛部;下 3/4 部称紧张部;活体观察鼓膜时,自鼓膜脐向前下方向有一三角形的反光区,称光锥(图 8-7)。鼓膜炎症水肿时光锥消失。

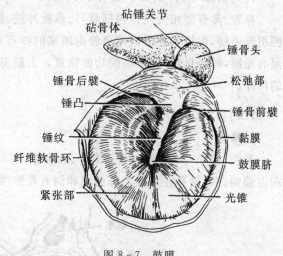

图 8-7　鼓膜

(三)外耳相关操作应注意的解剖结构

　　外耳道冲洗需注意:①外耳道暴露方法成人与儿童不同,成人需将耳郭向后上方牵拉,儿童向后下方牵拉。②冲洗液应接近体温,不应过热或过冷,以免刺激迷路,导致眩晕等症状。③冲洗时需注意方向,对准外耳道后上壁,不可对准鼓膜,用力亦不宜过大,以免损伤鼓膜;勿对准耵聍或异物,以免将其冲至外耳道深部,更不易取出(图 8-8)。

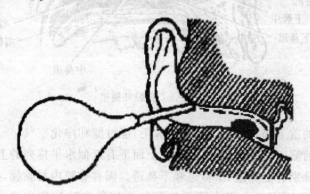

图 8-8　外耳道冲洗

　　外耳道滴药注意事项同外耳道冲洗的注意事项①②。

　　鼓膜穿刺抽液注意事项:①注意滴入耳内的用于麻醉或消毒的溶液温度适宜。②进针部位为鼓膜紧张部的前下象限或后下象限的最底部,既避免损伤中耳的听小骨链等结构又尽可能的抽尽积液。

二、鼻腔、鼻旁窦相关操作的应用解剖

(一)鼻腔、鼻旁窦相关操作及其目的

鼻腔、鼻旁窦相关操作包括滴鼻、鼻腔冲洗、鼻喷雾、上颌窦穿刺冲洗等。滴鼻用于保持鼻腔引流通畅,保持鼻腔湿润或鼻腔内填塞的纱布条润滑,以利抽出。鼻腔冲洗用于清洁鼻腔,湿润黏膜,减轻臭味,促进黏膜功能恢复。上颌窦穿刺冲洗用于上颌窦疾病的诊断及上颌窦炎的治疗。

(二)鼻腔、鼻旁窦的解剖特点

1.鼻腔

鼻腔(图8-9)被鼻中隔分为左、右鼻腔,前以鼻孔通外界,后经鼻后孔通鼻咽。鼻中隔常向左偏曲。每侧鼻腔可分为鼻前庭和固有鼻腔两部分。

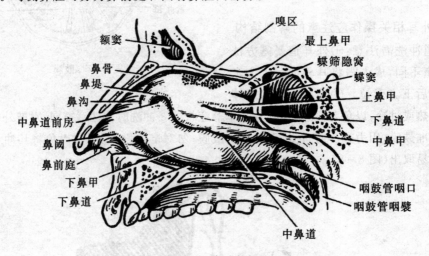

图8-9　鼻腔外侧壁

鼻前庭为鼻腔的前下部,内衬皮肤,生有鼻毛,能过滤和净化空气。

固有鼻腔为鼻前庭以后的鼻腔,外侧壁自上而下有近似水平排列的上鼻甲、中鼻甲和下鼻甲。各鼻甲的下方分别有上鼻道、中鼻道和下鼻道。固有鼻腔内衬黏膜,根据黏膜的结构和功能不同,可分为嗅区和呼吸区。鼻中隔前下部的血管丰富且位置表浅,易破裂,称易出血区(Little区),是鼻出血的常见部位。经鼻腔插管操作时,应注意避开此区。

2.鼻旁窦

鼻旁窦是鼻腔周围的颅骨内一些与鼻腔相通的含气空腔,内衬黏膜,并与鼻黏膜相延续,故鼻腔的炎症,可蔓延至鼻旁窦,引起鼻窦炎。

鼻旁窦按其所在骨的位置,有上颌窦、额窦、筛窦和蝶窦4对(图8-10),均开口于鼻腔。其中上颌窦、额窦、前筛窦和中筛窦均开口于中鼻道;后筛窦开口于上鼻道;蝶窦开口于蝶筛隐窝。鼻旁窦对发音有共鸣作用。

上颌窦是最大的一对鼻旁窦,开口位置较窦底高,窦腔内有炎症而人体处于直立位时,积液常聚于窦底,不易引流,易迁延成慢性炎症。

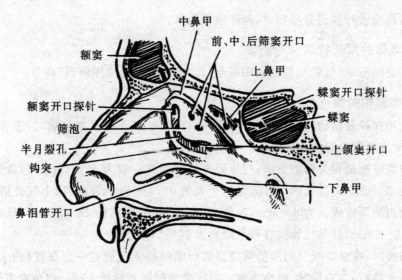

图 8 - 10 鼻旁窦

(三)鼻腔、鼻旁窦相关操作应注意的解剖结构

滴鼻需根据不同的治疗需要采取不同的体位：

(1)仰卧垂头位 适用于后组鼻窦炎患者。仰卧，肩下垫枕（或坐位，紧靠椅背），颈伸直，头后仰，颏尖朝上，使颏隆凸与外耳道口的连线与地面垂直。

(2)仰头法 适用于前组鼻窦炎患者。患侧朝下，肩下垫枕，头略下垂。

鼻腔冲洗时灌洗桶应与患者头顶等高，不能过高，以免压力过大，水从咽鼓管咽口灌入咽鼓管内，进入中耳，引起中耳感染。另外，患者冲洗过程中亦勿做吞咽动作，勿讲话。冲洗应先从阻塞较重一侧开始，否则，冲洗盐水可因堵塞较重一侧鼻腔受阻而灌入咽鼓管。

(1)上颌窦穿刺冲洗的进针点及进针方向 下鼻道顶端，距下鼻甲前端约 1～1.5cm 下鼻甲附着处（此处骨质较薄）。穿刺针经前鼻孔进入，在进针点向外眦方向稍用力，进入窦腔（图 8-11）。

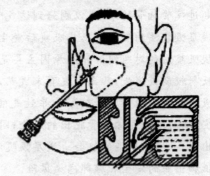

图 8-11 上颌窦穿刺

(2)注意事项 用力不可过猛，穿刺不可过深，防止穿入眶内或面颊部软组织。在未确定刺入上颌窦之前不可进行冲洗。窦腔内不可注入空气。

三、咽、喉部相关操作的应用解剖

(一)咽、喉部相关操作及其目的

咽喉部护理操作主要涉及超声雾化和吸痰。超声雾化能使药液呈雾状，直接作用于局部黏膜，更好地发挥消炎、消肿的作用。同时，超声雾化还能稀释呼吸道分泌物，以利痰液咳出。

吸痰主要为清除患者呼吸道分泌物,保持呼吸道通畅。

(二)咽、喉部的解剖特点

咽的结构见第五章"气管插管的应用解剖"和"胃置管术的应用解剖"两节。

(三)咽、喉部相关操作应注意的解剖结构

超声雾化治疗鼻腔疾病时,患者用鼻呼吸;治疗咽、喉或下呼吸道疾病时,患者用口呼吸;气管切开者,对准气管套管自然呼吸。

吸痰操作需掌握的相关解剖数据:门齿到声门的距离一般为13～15cm,门齿到气管隆嵴的距离一般为28～32cm,鼻孔到气管隆嵴的距离为28.4～33cm,而临床上气管插管操作时,导管插入气管内的深度成人为4～5cm,导管尖端至门齿的距离约18～22cm。经口气管插管一般距离为18～22cm,经鼻气管插管一般距离为20～24cm。

气管内吸痰时,在患者吸气时顺势将吸痰管经咽喉插入气管达一定深度(约15cm),将吸痰管自深部向上提拉,左右旋转,吸净痰液。每次吸痰时间不超过15秒,以免患者缺氧。

如从口腔吸痰有困难者,可从鼻腔抽吸;气管插管或气管切开者,可由气管插管或气管套管内吸痰,需严格执行无菌技术操作。

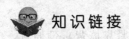 **知识链接**

浅层吸痰法降低患儿气管插管吸痰并发症的发生率

浅层吸痰法是将吸痰管插入气管,插管的长度与气管插管长度一致,在吸痰时避免吸痰管超过气管插管的末端,以刚好到达气管插管的斜面为宜,左右旋转抽吸。临床研究显示:采用浅层吸痰法的观察组患儿吸痰后发生烦躁、气道黏膜损伤和肺出血的发生率明显低于采用常规吸痰法的对照组。究其原因主要是因为:早产儿、极低体重患儿病情危重,活动无耐力,咳嗽反射较弱或消失,各器官发育未成熟,并发多种疾病,尤以肺透明膜病及肺出血较常见。常规吸痰法插入的吸痰管较深易导致气管痉挛,易致呛咳并引发机体应激反应,导致患儿烦躁不安,从而增加气管插管脱出的风险;同时还会对气道黏膜造成直接损伤,反复吸痰可造成肺部出血,并增加感染的机会。浅层吸痰法吸痰避免了吸痰管前端吸孔对气道黏膜的直接损伤,降低肺出血的发生和肺部感染风险。

 目标检测

1.眼睑护理操作有哪些?相关结构有何特点?

2.患者,男,50岁,虹膜睫状体炎,遵医嘱给予结膜囊冲洗。请问结膜有何特点?

3.泪器包括哪些结构?泪道冲洗应注意哪些解剖结构?

4.外耳包括哪些结构?外耳道冲洗应注意哪些解剖结构?

5.说出咽、喉部相关操作及应注意哪些解剖结构。

(焦海山)

下 篇

实验指导

实验一　体温和脉搏测量的应用解剖

【实验目标】

1. 在标本、模型或挂图上观察辨认体温测量部位（口腔、腋窝和肛管）的解剖结构，小组讨论各种患者体温测量时应注意的解剖结构，人体观察口腔的结构。

2. 在标本、模型或挂图上观察辨认桡动脉、肱动脉、股动脉、颈总动脉等走行，讨论这些大动脉的体表投影，并活体触摸这些动脉的搏动。

【实验材料】

1. 口腔底、肛管、腋窝、舌动脉的解剖标本、模型、挂图。

2. 桡动脉、肱动脉、股动脉、颈总动脉、足背动脉的解剖标本、模型、挂图。

3. 手电筒、体温计等。

【实验内容】

1. 在挂图、模型上观察腋窝的腋动脉、腋静脉，活体上触摸腋前襞、腋后襞、腋窝。

2. 在挂图、模型上观察口腔的唇、咽峡、颊、腭、口腔前庭、固有口腔、舌动脉、舌深动脉、舌深静脉等结构，并活体上观察舌系带、舌下襞、舌下阜、舌下热窝。

3. 在挂图、模型上观察肛管的结构：肛柱、肛瓣、肛窦、齿状线、肛门内括约肌、肛门外括约肌。

4. 在挂图、模型上观察桡动脉、颈总动脉、肱动脉、股动脉、足背动脉等，并在活体上触摸这些动脉。

【实验报告】

1. 生命体征有哪些？为什么把这些作为生命体征？

2. 体温测量的部位有哪些？哪个部位最接近体温？

3. 为什么把腋窝作为测量体温的常用部位？腋窝测量体温应注意什么？

4. 何谓舌下热窝？口腔测量体温为什么在此处？

5. 为什么说直肠内测量体温最准确？直肠测量体温适用于哪些患者？

6. 动脉脉搏是如何形成的？临床常用触诊脉搏的有哪些动脉？

7. 请在活体上触摸动脉脉搏搏动，并说出自己桡动脉搏动的次数。

8. 桡动脉脉搏测量时应注意什么？

（陈　尚）

实验二　呼吸和血压测量的应用解剖

【实验目标】

1.在标本、模型或挂图上观察辨认呼吸测量的部位及其解剖生理特点。

2.在标本、模型或挂图上观察辨认血压测量的动脉，小组讨论血压测量中应注意的解剖结构。

【实验材料】

1.呼吸系统、胸廓、肋间肌和膈肌的解剖标本、模型、挂图。

2.肱动脉、腘动脉、足背动脉的解剖标本、模型、挂图。

3.棉花、血压计、听诊器等。

【实验内容】

1.在挂图、模型上观察肋间外肌、肋间内肌和膈，并体会各肌收缩时的动作。同学间相互测量呼吸的频率。

2.在挂图、模型上观察肱动脉、腘动脉、足背动脉等，并在活体上触摸这些动脉。

【实验报告】

1.何谓呼吸？参与呼吸运动的肌有哪些？

2.胸式呼吸和腹式呼吸有何区别？如何正确测量呼吸？

3.何谓血压？正常成人血压的正常值是多少？

4.肱动脉测量血压应注意什么？

5.不同体位和肢体部位测量血压，对血压值有何影响？

（陈　尚）

实验三　皮内注射术和皮下注射术的应用解剖

【实验目标】

1.在模型或挂图上观察辨认皮肤和皮下组织的结构。

2.在活体上指出皮内注射的部位,小组讨论皮内注射部位的结构特点。

3.在活体上指出皮下注射的部位,小组讨论皮下注射部位的结构特点。

【实验材料】

1.皮肤的模型、挂图。

2.1ml注射器、酒精棉球等。

【实验内容】

1.在挂图、模型上观察皮肤的表皮、真皮、皮下组织,以及皮肤的附属结构毛、皮脂腺、汗腺、皮肤的感觉神经末梢。

2.在活体上确定皮内注射的部位前臂掌侧下段,皮下注射的部位上臂三角肌下缘、上臂外侧、腹部、后背及大腿外侧方。

【实验报告】

1.何谓皮内注射术? 其适用范围是什么?

2.皮内注射遵循的原则是什么? 为什么要遵循这样的原则?

3.皮肤试验的皮内注射的部位位于何处? 为什么?

4.何谓皮下注射? 其适用范围是什么? 注射部位位于何处?

(陈　尚)

实验四 肌内注射术的应用解剖

【实验目标】

1.在标本、模型或挂图上观察辨认臀大肌、臀中肌、臀小肌、股外侧肌及三角肌的形态、位置。观察坐骨神经与臀大肌、梨状肌的位置关系。

2.在人体上指出臀大肌、臀中肌、臀小肌、股外侧肌及三角肌的部位,小组讨论这些注射肌的部位和结构特点。

【实验材料】

1.臀大肌、臀中肌、臀小肌、股外侧肌及三角肌的解剖标本。

2.臀大肌、臀中肌、臀小肌、股外侧肌及三角肌的模型、挂图。

【实验内容】

1.在挂图、模型和标本上观察臀大肌、臀中肌、臀小肌、梨状肌的位置、形态和位置关系,以及坐骨神经的行程、分支和分布。

2.在挂图、模型和标本上观察股外侧肌的位置、形态。

3.在挂图、模型和标本上观察三角肌的位置、形态和周围神经的走行。

4.在人体上确定臀大肌、臀中肌、臀小肌、股外侧肌及三角肌的注射部位。

【实验报告】

1.何谓肌内注射术?其结构基础是什么?

2.肌内注射常选的肌有哪些?为什么?

3.臀部有哪些主要的肌?其位置关系如何?

4.在臀部坐骨神经是如何走行的?它与臀大肌、梨状肌的关系如何?

5.说出臀大肌注射定位法,为什么如此定位?

6.说出臀中肌、臀小肌注射定位法,为什么如此定位?

7.股外侧肌的注射部位位于何处?为什么?

8.三角肌的注射部位位于何处?为什么?

(陈 尚)

实验五 头颈部和上肢静脉穿刺技术的应用解剖

【实验目标】

1. 在标本、模型或挂图上观察辨认头颈部、上肢静脉的走行。

2. 在人体上观察头颈部、上肢静脉的行程,并小组讨论这些静脉穿刺的部位。

【实验材料】

1. 头颈部静脉(头皮静脉、颈外静脉、锁骨下静脉)的标本、模型、挂图。

2. 上肢静脉(手背静脉网、头静脉、贵要静脉、肘正中静脉)的标本、模型、挂图。

3. 橡皮条、棉签、彩色笔等。

【实验内容】

1. 在挂图、模型上观察头皮静脉(额上静脉、眶上静脉、颞浅静脉、耳后静脉和枕静脉等)的走行,观察颈外静脉的走行,汇入的部位。活体观察和触摸颈外静脉、头皮静脉。

2. 在挂图模型上观察锁骨下静脉的走行、结构特点,讨论该静脉穿刺的部位。

3. 在挂图模型上观察手背静脉网、头静脉、贵要静脉、肘正中静脉的走行,人体观察和触摸这些静脉,并讨论穿刺的部位。

【实验报告】

1. 小儿头皮常穿刺的静脉有哪些? 各有何特点?

2. 头皮动脉与头皮静脉的主要区别是什么?

3. 颈外静脉的结构特点是什么? 穿刺的部位位于何处?

4. 锁骨下静脉有何特点? 穿刺的部位位于何处?

5. 手背静脉网的特点是什么?

6. 在人体上肢画出头静脉、贵要静脉和肘正中静脉的走行。

7. 贵要静脉的穿刺部位位于何处? 为什么?

8. 经外周导入中心静脉置管为什么常选择上肢的静脉? 最常选的静脉是哪一条?

(陈 尚)

实验六 下肢静脉和动脉穿刺技术的应用解剖

【实验目标】

1. 在标本、模型或挂图上观察辨认下肢静脉的走行。

2. 在人体上观察下肢静脉的行程,并小组讨论各静脉穿刺的部位。

3. 在标本、模型或挂图上观察辨认全身可采血动脉的位置,并摸其搏动。

【实验材料】

1. 下肢静脉(足背静脉网、大隐静脉、小隐静脉)的标本、模型、挂图。

2. 桡动脉、肱动脉、股动脉、足背动脉、头皮动脉的解剖标本、模型、挂图。

3. 橡皮条、棉签、彩色笔等。

【实验内容】

1. 在模型挂图上观察足背静脉网、大隐静脉、小隐静脉的走行,人体观察和触摸这些静脉。观察股静脉的位置、毗邻。

2. 在模型挂图上观察桡动脉、股动脉、肱动脉、足背动脉、头皮动脉的走行,并触摸其搏动。

【实验报告】

1. 下肢可穿刺的静脉有哪些?

2. 说出股静脉的位置和特点,如何穿刺股静脉?

3. 说出大隐静脉的特点,并在下肢画出其行程。

4. 说出小隐静脉的特点,并在下肢画出其行程。

5. 临床常用穿刺的动脉有哪些? 在何处触摸其搏动?

(陈 尚)

实验七 患者的清洁护理的应用解剖

【实验目标】

1.在人体、模型或挂图上观察辨认口腔的解剖结构,讨论口腔护理顺序。

2.在挂图、模型上观察辨认男、女性会阴的结构,讨论女性会阴护理顺序。

3.在人体摸出全身主要的骨性标志,讨论不同体位时受压的部位。

【实验材料】

1.口腔的解剖标本、模型、挂图。

2.女性会阴的标本、模型、挂图。

3.骨骼的标本、模型、挂图。

【实验内容】

1.在挂图、模型上观察口腔的结构,人体观察腭、腭垂、腭舌弓、腭咽弓、咽峡、颊、舌系带、舌下阜、舌下襞;牙冠、牙颈和牙根;牙的颊面、舌面和咬合面;牙龈;舌上、下两面,舌根、舌体、舌尖。

2.在挂图、模型上观察女性会阴的结构(阴阜、阴蒂、大阴唇、小阴唇、阴道前庭、肛门),男性会阴的结构(阴茎、尿道外口、包皮、冠状沟、阴囊、腹股沟和肛周)。

3.在挂图、模型上观察主要的骨性标志,在人体触摸主要的骨性标志。

【实验报告】

1.口腔护理适用哪些患者?口腔护理顺序如何?应注意哪些解剖结构?

2.女阴有哪些主要的结构?何谓阴道前庭?

3.何谓会阴?说出会阴的分区及其通过的结构。

4.说出会阴部护理顺序及应注意的解剖结构。

5.何谓压疮?压疮易发生于哪些患者?引起压疮的最根本因素是什么?

6.小组讨论仰卧位、侧卧位、俯卧位、坐轮椅位时易发压疮的部位。

(陈　尚)

实验八 气管插管术的应用解剖

【实验目标】

1. 在标本、模型或挂图上观察辨认口腔、鼻腔、咽、喉、气管的解剖结构。

2. 人体观察口腔、鼻腔的结构。

【实验材料】

1. 口腔、鼻腔、咽、喉腔、气管的解剖模型、挂图。

2. 手电筒、压舌板等。

【实验内容】

1. 在挂图、模型上观察口腔(见实验七)、鼻腔、咽、喉(喉口、会厌、前庭襞、前庭裂、声襞、声门裂)、气管、气管隆嵴的结构。

2. 人体观察口腔、鼻腔的结构。

【实验报告】

1. 何谓气管插管术? 其目的是什么?

2. 说出气管插管经过途径。

3. 喉腔有哪些结构? 各有何特点?

4. 说出气管插管应注意的解剖结构。

(陈 尚)

实验九 胃置管术的应用解剖

【实验目标】

1.在标本、模型或挂图上观察辨认鼻腔、咽和食管的解剖结构。

2.小组讨论胃置管术的途径及应注意的解剖结构。

【实验材料】

1.鼻腔、咽、食管的模型、挂图。

2.鼻腔、咽、食管的标本。

3.手电筒、胃管等。

【实验内容】

1.在挂图、模型上观察鼻腔的结构(上、中、下鼻甲,上、中、下鼻道,鼻中隔)、咽的位置和分部(鼻咽、口咽和喉咽),食管的三个狭窄(食管起始处、与左主支气管交叉处、穿膈处)及距离中切牙的距离。

2.在标本上观察鼻腔的结构、咽的位置和分部,食管的三个狭窄及距离中切牙的距离。

【实验报告】

1.何谓胃置管术? 经过哪些结构?

2.鼻腔有何特点? 插管时要注意什么?

3.咽有哪些特点? 插管时要注意什么?

4.食管有哪些特点? 插管时注意什么?

5.昏迷患者插胃管时,应采取何体位? 为什么?

(陈　尚)

实验十　灌肠术的应用解剖

【实验目标】

1.在标本、模型或挂图上观察辨认肛管、直肠、结肠的解剖结构。

2.小组讨论根据不同疾病灌肠术时应注意的结构。

3.小组讨论不同体位灌肠术的优缺点。

【实验材料】

1.肛管、直肠、结肠解剖标本、模型、挂图。

2.灌肠肛管等。

【实验内容】

1.在挂图、模型、标本上观察肛管的结构：肛门、肛柱、肛瓣、肛窦、齿状线、肛门内括约肌、肛门外括约肌。

2.在挂图、模型、标本上观察直肠矢状面上的弯曲——直肠骶曲（最凸处距肛门 7～9cm）和直肠会阴曲（最凸处距肛门 3～5cm）、直肠内面的半月形直肠横襞（中间的一条最大且最为恒定，位于直肠前右侧壁，距肛门约 7cm）。

3.在挂图、模型、标本上观察结肠的四部分（升结肠、横结肠、降结肠和乙状结肠）的走行方向。

【实验报告】

1.何谓灌肠术？灌肠术如何分类？

2.肛管、直肠的主要结构特点是什么？

3.在矢状面上肛管有哪两个弯曲？距离肛门的距离是多少？

4.简述结肠的分部和走行方向，并在身体上触摸。

5.简述灌肠术的途径及应注意的解剖结构。

6.讨论不同体位灌肠术的优缺点。

（陈　尚）

实验十一　导尿术的应用解剖

【实验目标】

1.在标本、模型或挂图上观察辨认男性尿道的解剖结构，小组讨论男性导尿应注意的解剖结构。

2.在标本、模型或挂图上观察辨认女性尿道的解剖结构，小组讨论女性导尿应注意的解剖结构。

【实验材料】

1.男性尿道的解剖标本、模型、挂图。

2.女性尿道的解剖标本、模型、挂图。

【实验内容】

1.在挂图、模型上观察男性尿道的起始（尿道内口）、行程（前列腺部、膜部、海绵体部）、三个狭窄（尿道内口、尿道膜部、尿道外口）和两个弯曲（耻骨下弯、耻骨前弯）。

2.在挂图、模型上观察女性尿道起始（尿道内口）、行程（阴道前方下行），女性尿道的开口部位（阴道前庭内，阴蒂与阴道口之间）。

【实验报告】

1.何谓导尿术？其适用范围有哪些？

2.男性尿道有何特点？

3.说出男性导尿的途径及应注意的解剖结构。

4.女性尿道有何特点？

5.女性膀胱有何特点？

6.说出女性导尿的途径及应注意的解剖结构。

（陈　尚）

实验十二　心肺复苏术的应用解剖

【实验目标】

1.在标本、模型或挂图上观察辨认胸廓的结构和心的位置、体表投影。

2.结合模型、挂图,小组讨论心肺复苏过程中应注意的解剖结构。

【实验材料】

1.胸廓、心的位置和毗邻的挂图和模型,纵隔和上半身的模型。

2.胸廓、心的解剖标本。

3.听诊器。

【实验内容】

1.在挂图、模型、标本上观察胸廓的构成(12块胸椎、2对肋和1块胸骨)、胸骨的结构(胸骨柄、胸骨体、剑突、胸骨角)、肋和肋弓的结构。

2.在挂图、模型、标本上观察心的位置和毗邻,心的体表投影。确定心脏按压的部位。

3.用听诊器正确听诊心脏的部位。

【实验报告】

1.何谓心肺复苏术? 心肺复苏术适用哪些疾病?

2.心外按压术的部位在何处? 按压次数是多少? 其并发症是什么?

3.胸廓是如何构成的? 心外按压时要注意什么?

4.说出心的位置和毗邻,听诊心音时最清楚的部位在何处?

5.请简述胸外心按压导致人工循环的机制。

6.简述心肺复苏术中应注意的解剖结构。

7.请简述单纯腹部按压式心肺复苏的理论基础。

8.请解释美国心脏医学会公布的最新版心肺复苏术的具体内容。

(陈　尚)

实验十三　急性出血包扎的应用解剖

【实验目标】

1.在标本、模型或挂图上观察辨认全身主要动脉的分支和分布。

2.在标本、模型或挂图上观察辨认全身主要静脉的行程。

3.在人体画出颈总动脉、面动脉、颞浅动脉、肱动脉、桡动脉、股动脉、足背动脉的体表投影,说出这些动脉的压迫止血部位,并在体表摸出这些动脉的搏动。

【实验材料】

1.头颈部动脉、上肢动脉、下肢动脉的解剖标本、模型、挂图。

2.头颈部静脉、上肢静脉、下肢静脉的解剖标本、模型、挂图。

3.橡皮条。

【实验内容】

1.在挂图、模型上观察头颈部动脉(颈总动脉、面动脉、颞浅动脉),上肢动脉(肱动脉、桡动脉),下肢动脉(股动脉、足背动脉)。

2.在挂图、模型和标本上观察头颈部静脉(颈外静脉、锁骨下静脉),上肢静脉(手背静脉网、头静脉、贵要静脉、肘正中静脉),下肢的静脉(股静脉、足背静脉网、大隐静脉、小隐静脉)。

【实验报告】

1.出血的危害和并发症有哪些?

2.简述出血的分类和临床表现。

3.简述动脉的结构特点。

4.全身浅表能摸到哪些动脉的搏动? 它们的体表投影位于何处? 在何处压迫止血?

5.简述静脉的结构特点。

6.全身体表有哪些主要的浅静脉? 这些静脉如何走行?

(陈　尚)

实验十四 心包穿刺术的应用解剖

【实验目标】

1.在模型、标本、挂图上观察辨认心包的解剖结构。

2.在模型、标本、挂图上观察辨认心前区穿刺点层次的解剖特点。

3.在模型、标本、挂图上观察辨认胸骨下穿刺点层次的解剖特点。

【实验材料】

1.心包的解剖标本、模型、挂图。

2.心前区和胸骨下穿刺的模型、挂图。

【实验内容】

1.在挂图、模型上观察心包的结构:纤维心包、浆膜心包、心包腔。

2.在挂图模型上观察心前区穿刺的层次:皮肤、浅筋膜、深筋膜、肌层、肋间组织、胸内筋膜。

3.在挂图模型上观察胸骨下穿刺点层次:皮肤、浅筋膜、腹直肌、膈、膈筋膜。

【实验报告】

1.何谓心包穿刺术? 其适用范围是什么?

2.说出心包的结构特点,何谓心包腔?

3.心包穿刺术经心前区穿刺时经过哪些层次?

4.心包穿刺术经胸骨下穿刺时经过哪些层次?

(陈 尚)

实验十五　环甲膜穿刺术的应用解剖

【实验目标】

1.在标本、模型或挂图上观察辨认喉软骨、喉腔的解剖结构和喉软骨间的连结。

2.根据喉的结构,讨论环甲膜穿刺的注意事项及解剖结构。

【实验材料】

1.喉软骨、喉腔、喉的连结的解剖标本。

2.喉软骨、喉腔、喉的连结的模型、挂图。

【实验内容】

1.在挂图、模型上观察喉软骨(甲状软骨、环状软骨、勺状软骨、会厌软骨),喉腔的结构(前庭襞、声襞、前庭裂、声门裂、喉前庭、喉中间腔、声门下腔),喉的连结(弹性圆锥、环甲正中韧带)。

2.讨论环甲膜穿刺的部位及经过的层次。

【实验报告】

1.环甲膜穿刺术的适用范围有哪些?穿刺目的是什么?

2.喉腔有哪些结构?喉腔的特点是什么?

3.何谓弹性圆锥?环甲正中韧带位于何处?

4.环甲膜穿刺应注意的解剖结构是什么?

(陈　尚)

实验十六　胸膜腔和腹膜腔穿刺技术的应用解剖

【实验目标】

1.在模型、挂图上观察辨认胸膜腔穿刺经过胸壁的解剖结构,小组讨论胸腔穿刺时应注意的解剖结构。

2.在模型、挂图上观察辨认腹膜腔穿刺经过腹壁的解剖结构,小组讨论腹膜穿刺时应注意的解剖结构。

【实验材料】

1.胸膜腔穿刺的解剖标本、模型、挂图。

2.腹膜腔穿刺的解剖标本、模型、挂图。

【实验内容】

1.在挂图、模型上观察胸膜腔穿刺经过胸壁的皮肤、浅筋膜、深筋膜、肌层、肋和肋间隙、胸内筋膜和壁胸膜,进入胸膜腔。讨论胸膜腔穿刺的部位及应注意的解剖结构。

2.在挂图、模型上观察腹膜腔穿刺经过皮肤、浅筋膜、肌层、腹横筋膜、腹膜外脂肪、腹膜,进入腹膜腔。讨论腹膜腔穿刺的部位及应注意的解剖结构。

【实验报告】

1.何谓胸膜腔穿刺术? 该穿刺的目的是什么?

2.胸膜腔穿刺术的穿刺部位位于何处? 为什么在此处? 如何定位?

3.胸膜腔穿刺经过胸壁的哪些层次?

4.何谓腹膜腔穿刺术? 该穿刺的目的是什么?

5.左下腹腹膜腔穿刺经过的腹壁层次有哪些?

（陈　尚）

实验十七 腰椎穿刺术和硬膜外隙穿刺术的应用解剖

【实验目标】

1. 在模型、挂图上观察辨认腰椎穿刺术经过的解剖结构,小组讨论腰椎穿刺术时应注意的解剖结构。

2. 在模型、挂图上观察辨认硬膜外隙穿刺术经过的解剖结构,小组讨论硬膜外隙穿刺术时应注意的解剖结构。

【实验材料】

1. 腰椎穿刺术的解剖标本、模型、挂图。

2. 硬膜外穿刺术的解剖标本、模型、挂图。

【实验内容】

1. 在挂图、模型上观察腰椎穿刺要经过皮肤、浅筋膜、棘上韧带、棘间韧带和黄韧带、硬膜外隙、硬脊膜,进入终池腔。讨论腰椎穿刺应注意的解剖结构。

2. 在挂图、模型上观察硬膜外穿刺要经过皮肤、浅筋膜、棘上韧带、棘间韧带和黄韧带、硬膜外隙。讨论硬膜外穿刺应注意的解剖结构。

【实验报告】

1. 何谓腰椎穿刺术? 其穿刺目的是什么?

2. 何谓硬膜外穿刺术? 其穿刺目的是什么?

3. 脊髓表面的被膜有哪些? 何谓硬膜外隙、蛛网膜下隙、终池?

4. 仰卧位时椎管内最高和最低位位于何处? 蛛网膜下腔注入药物在最高位前和最高位后麻醉部位有何不同?

5. 腰椎穿刺的部位在何处? 如何定位? 穿刺时采取何体位?

6. 腰椎穿刺术经过哪些结构? 腰椎穿刺术时应注意哪些解剖结构?

7. 硬膜外穿刺的部位在何处? 如何定位? 穿刺时采取何体位?

8. 硬膜外隙穿刺术经过哪些层次? 硬膜外隙穿刺术时应注意哪些解剖结构?

(陈 尚)

实验十八　眼科护理技术的应用解剖

【实验目标】

1.在模型、挂图或人体上观察辨认眼睑的结构,讨论眼睑护理的相关结构特点。

2.在模型、挂图或人体上观察辨认结膜的结构,讨论结膜护理的相关结构特点。

3.在模型、挂图或人体上观察辨认泪器的结构,讨论泪器护理的相关结构特点。

【实验材料】

1.眼睑的解剖标本、模型、挂图。

2.结膜的解剖标本、模型、挂图。

3.泪器的解剖标本、模型、挂图。

【实验内容】

1.在挂图、模型上观察眼睑的结构:睑缘、睑裂、内眦和外眦、泪湖、泪点,眼睑从前向后可分五层:皮肤、皮下组织、肌层、睑板、睑结膜。

2.在挂图、模型上观察结膜的结构:睑结膜、球结膜、结膜上穹、结膜下穹、结膜囊。

3.在挂图、模型上观察泪器的结构:泪腺和泪道(包括泪点、泪小管、泪囊和鼻泪管)。

【实验报告】

1.眼睑的护理技术操作有哪些?其目的是什么?

2.眼睑从外而内分几层?各有何特点?

3.眼睑有哪些结构?眼睑护理操作中应注意什么?

4.结膜的护理技术操作有哪些?其目的是什么?

5.结膜有哪些结构特点?结膜护理操作中应注意哪些结构?

6.泪器有哪些结构特点?泪器护理操作中应注意哪些结构?

（陈　尚）

实验十九 耳鼻喉科护理技术的应用解剖

【实验目标】

1. 在标本、模型或挂图上观察辨认鼻腔和鼻旁窦的结构，人体观察鼻腔和鼻旁窦的结构。

2. 在标本、模型或挂图上观察辨认外耳道结构，人体观察外耳道的结构。讨论成人或儿童检查鼓膜时，耳郭的牵拉方向。

3. 在标本、模型或挂图上观察辨认咽喉的解剖结构。

【实验材料】

1. 外耳的解剖标本、模型、挂图。

2. 鼻腔和鼻旁窦的解剖标本、模型、挂图。

3. 咽、喉的解剖标本、模型、挂图。

【实验内容】

1. 在挂图、模型上观察耳郭、外耳道、鼓膜(松弛部、紧张部、光锥)的结构。

2. 在挂图、模型上观察鼻腔、鼻旁窦(上颌窦、额窦、筛窦、蝶窦)的结构。

3. 在挂图、模型上观察咽(鼻咽、口咽、喉咽)、喉(见实验十五)的结构。

【实验报告】

1. 外耳道相关的护理操作有哪些？其目的是什么？

2. 鼓膜检查时需将耳郭向何方向拉？为什么？

3. 简述外耳相关操作应注意的解剖结构。

4. 鼻腔和鼻旁窦有哪些结构？

5. 为什么上颌窦最容易发炎？上颌窦穿刺进针位于何处？注意什么？

6. 咽喉部护理操作有哪些？其目的是什么？操作中应注意哪些结构？

(陈 尚)

《护理技术操作解剖学》课程标准

1. 了解护理技术操作解剖学的定义及其在护理医学中的地位。

2. 了解学习护理技术操作解剖学的基本观点和方法。

3. 掌握体温测量部位及其解剖特点,熟悉体温测量相关的解剖结构。

4. 掌握脉搏测量部位和浅表靠近骨骼的大动脉的体表特点,熟悉各种患者脉搏测量中应注意的解剖结构。

5. 了解呼吸测量的部位及其解剖特点。

6. 熟悉血压测量的部位,熟悉血压测量部位应注意的解剖结构。

7. 熟悉皮内注射术的部位及其结构特点。

8. 熟悉皮下注射术的部位及其结构特点。

9. 掌握肌内注射术的部位及其结构特点。

10. 熟悉头皮静脉、颈外静脉、锁骨下静脉的穿刺部位和结构特点。

11. 掌握上肢浅静脉的穿刺部位和结构特点。

12. 掌握下肢大隐静脉、股静脉的穿刺部位和结构特点。

13. 了解经外周导入中心静脉置管的常选部位和结构特点。

14. 了解动脉的穿刺部位和结构特点。

15. 熟悉口腔护理技术中口腔护理顺序及口腔的解剖特点。

16. 熟悉会阴部清洁护理的顺序及会阴部解剖特点。

17. 掌握压疮的易患部位及其解剖特点。

18. 了解气管插管的途径及应注意的解剖结构。

19. 掌握胃置管术的途径及应注意的解剖结构。

20. 熟悉灌肠术的途径及应注意的解剖结构。

21. 掌握导尿术的途径及应注意的解剖结构。

22. 熟悉心肺复苏术的按压部位和应注意的解剖结构。

23. 熟悉身体各部急性出血包扎的部位和应注意的解剖结构。

24. 了解心包穿刺术的部位及解剖特点。

25. 了解心电图导联电极位置及其定位方法。

26. 了解环甲膜穿刺术的部位及解剖特点。

27. 了解胸腔穿刺术的部位及其结构特点。

28. 了解腹腔穿刺术的部位及结构特点。

29. 了解腰椎穿刺术的部位及结构特点。

30. 了解硬膜外穿刺术的部位及其结构特点。

31. 了解眼科护理技术的部位及解剖特点。
32. 了解耳科护理技术的部位及解剖特点。
33. 了解鼻科护理技术的部位及解剖特点。
34. 了解咽部护理技术的结构及解剖特点。

参考文献

[1] 程田志,刘杨.人体解剖学[M].西安:西安交通大学出版社,2012.

[2] 王芳,陈荣凤,马锦萍.基础护理技术[M].武汉:华中科技大学出版社,2012.

[3] 张新平,吴世芬.护理技术[M].2版.北京:科学出版社,2008.

[4] 林乃祥.护理应用解剖学[M].2版.北京:人民卫生出版社,2010.

[5] 赵佛容,王玉琼,宋锦平.护理临床案例精选[M].北京:人民卫生出版社,2012.

[6] 廖文玲,曾庆兰.基础护理技术[M].上海:复旦大学出版社,2011.

[7] 刘长文,严静.危重症临床基本监测与处置[M].北京:人民卫生出版社,2009.

[8] 罗万杰.全国护士职业资格考试复习精粹(2013)[M].北京:中国协和医科大学出版社,2012.

[9] 吴恒义,池丽庄.实用危重症抢救技术 20 讲[M].北京:人民军医出版社,2007.

[10] 王惠琴,金静芬.护理技术规范与风险防范流程[M].杭州:浙江大学出版社,2010.

[11] 王平,董玲玲,王秀菊.专科护理技术操作考评指南[M].济南:山东科学技术出版社,2009.

[12] 钱晓璐,桑未心.临床护理技术操作规程[M].北京:人民卫生出版社,2011.

[13] 王克芳,高庆玲.护理学基础实践技术[M].济南:山东科学技术出版社,2005.

[14] 徐淑秀,谢晖.护理学操作技术图谱[M].北京:人民卫生出版社,2011.

[15] 张连东.实用急救技术[M].上海:上海科学技术出版社,2009.

[16] 马如娅.护理基本理论与技术[M].2版.北京:人民卫生出版社,2006.

[17] 李颖,张波,霍允阳.新生儿腘窝温度测量可行性研究护理研究[J].护理研究,2010,24(32):29-69.

[18] 漆红梅,王霞,罗萍,等.3 种姿势对高血压病人血压测量值的影响[J].护理研究,2012,26(6):528-529.

[19] 张金梅,王婷婷,陈慧,等.不同进针方法对皮下注射疼痛程度的影响[J].中华现代护理杂志,2012,18(15):1835-1836.

[20] 吴长初,刘金伟,丁自海.婴幼儿肌内注射部位的解剖学观测[J].解剖与临床,2007,12(6):380-381.

[21] 高春燕,王芳,田丽娜,等.盲穿定位法在小儿内踝部大隐静脉穿刺中的应用[J].中华现代护理杂志,2012,18(19):2334-2335.

[22] 张敏,卢万俊,于金美,等.危重脑卒中患者不同口腔护理方法效果观察[J].齐鲁护理杂志,2011,17(30):67-68.

[23] 徐玲,蒋琪霞.我国 12 所医院压疮现患率和医院内获得性压疮发生率调研[J].护理学

报,2012,19(9):9-13.

[24] 肖俊良.长期留置胃管病人咽喉部不适的防护[J].全科护理,2011,09(27):2502.

[25] 翟媛媛.利多卡因尿道冲洗对减轻全麻后导尿患者疼痛烦躁的观察[J].中外医学研究,2012,(29):102.

[26] 王立祥,郑静晨.单纯腹部提压:一种心肺复苏的新方法[J].中国危重病急救医学,2009,21(6):323-324.

[27] 黄铿,崔华中,韩淏,等.周围大血管损伤的院前急救[J].解剖与临床,2008,13(3):210.

[28] 刘栋,廖科丹,罗朝权,等.胸后壁胸膜腔穿刺安全区的定位[J].解剖学研究,2011,33(5):347-349.

[29] 严素芬,叶秋莲,卢泳雪.两种吸痰方法在患儿气管插管中的效果比较[J].现代临床护理,2010,09(7):50-51.